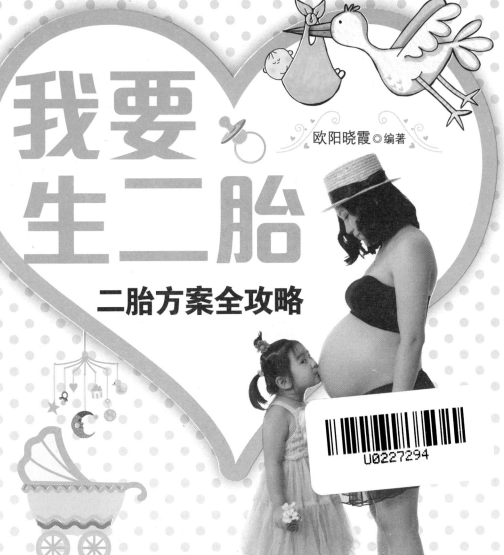

双宝时代
即将来临

我要生二胎

二胎方案全攻略

欧阳晓霞◎编著

孕前准备篇　　高龄产妇篇
轻松备孕篇　　安全孕期篇
完美月子篇

科学技术文献出版社
SCIENTIFIC AND TECHNICAL DOCUMENTATION PRESS

·北京·

图书在版编目（CIP）数据

我要生二胎 / 欧阳晓霞编著. —北京：科学技术文献出版社，2015.6
ISBN 978-7-5023-9766-1

Ⅰ.①我… Ⅱ.①欧… Ⅲ.①优生优育—基本知识②妊娠期—妇幼保健—基本知识 Ⅳ.①R169.1②R715.3

中国版本图书馆 CIP 数据核字（2015）第 011555 号

我要生二胎

策划编辑：林倪端　王　蕊　　责任编辑：杨俊妹　　责任校对：赵　瑗　　责任出版：张志平	
出　版　者	科学技术文献出版社
地　　　址	北京市复兴路 15 号　邮编 100038
编　务　部	（010）58882938，58882087（传真）
发　行　部	（010）58882868，58882874（传真）
邮　购　部	（010）58882873
官 方 网 址	www.stdp.com.cn
发　行　者	科学技术文献出版社发行　全国各地新华书店经销
印　刷　者	北京建泰印刷有限公司
版　　　次	2015 年 6 月第 1 版　2015 年 6 月第 1 次印刷
开　　　本	710×1000　1/16
字　　　数	280 千
印　　　张	17.5
书　　　号	ISBN 978-7-5023-9766-1
定　　　价	28.80 元

版权所有　违法必究
购买本社图书，凡字迹不清、缺页、倒页、脱页者，本社发行部负责调换

FOREWORD
前　言

　　2013 年，有很多大事发生，其中党的十八届三中全会上审议通过的《中共中央关于全面深化改革若干重大问题的决定》中关于"单独二胎"政策的启动实施备受关注。许多家庭期盼的"双宝时代"即将来临。

　　随着"90 后"已经步入晚婚晚育的大军，大多数"70 后"却感慨，虽然目前政策允许，但是他们已经很难为家庭再增添一名成员，令人羡慕的四口之家很难实现。而"80 后"一代，大多数都是独生子女，没有体会过兄弟姐妹的手足之情，这时的他们，正是二胎政策的真正受益人。

　　双宝模式无疑是许多家庭的理想模式，第二个宝宝的来临不仅仅可以为这个家庭带来欢乐，同时对大宝的成长将带来截然不同的影响和变化。两个孩子共同成长，相亲相爱，至深的手足之情是许多"80 后"一代所欠缺的经历。

　　"单独二胎"政策实施后，符合条件的家庭到底是生还是不生？虽然已经有了养育第一个宝宝的经验，但是如果生育二胎宝宝，这段时期又会出现很多不同的问题。面对新的生育政策，符合条件的家庭如何计划"生育二胎"？如何继续优生优育？生育前后会遇到哪些困惑？需要做什么样的准备？夫妻的年龄情况、经济状况、身体情况是否适合生育？想生育却不能怀孕怎么办？应该如何科学调养？生育"老二"后如何照顾老大的情绪？怎样处理老大和老二的关系？这些问题，都是"生育二胎"面临的问题。针对这些现实和迫切的问题，我们组织了专业、

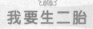
权威的妇产科专家、育儿专家团队，编写了本书。

本书分别从孕前准备、高龄产妇、轻松备孕、安全孕期以及完美月子五个方面，对怀孕的不同时期需要注意的事项等诸多方面进行了详细的讲解，一定能为打算生育二胎的你解决各种疑问。

Contents
目 录

安全孕期篇

完美月子篇

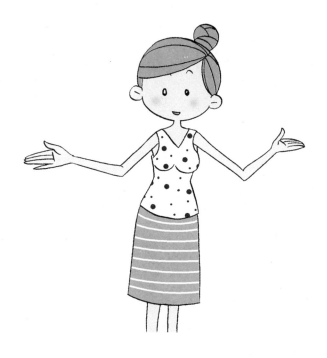

孕前准备篇

1. 二胎政策早了解

2014 年，我国许多省市已经开始实施"单独二胎"政策，作为在计划生育政策早期出生的"80 后"们，已然到了结婚生子的年龄。2013 年，党的十八届三中全会中关于"单独二胎"政策的启动，实现了我国许多家庭拥有四口之家的梦想。

☞ "单独二胎"含义

指夫妻双方之中只要有一方为独生子女，且只生育了一个孩子，便可以生育第二胎，又称单独两孩政策。

☞ 适用范围

单独两孩政策适用于夫妻双方中一方为独生子女的夫妇。一般地讲，独生子女是指本人没有同父同母、同父异母或同母异父的兄弟姐妹。

也就是说，父母双方只育有一个孩子，且没有再生育打算的，孩子视为"独生子女"。若独生子女父母离婚，未再婚前，那么原先办理的《独生子女证》有效。若夫妻双方离婚，且一方再婚又离婚但未生育子女的，与原配偶复婚后，原来办理的《独生子女证》依然有效，之前所生子女还是"独生"。

如果"单独家庭"的第一胎生的是双胞胎或多胞胎，那该家庭就不再适用此政策。

☞ 实施方式

《人口与计划生育法》第十八条规定："国家稳定现行生育政策，鼓励公民晚婚晚育，提倡一对夫妻生育一个子女；符合法律、法规规定条件的，可以要求安排生育第二个子女，具体办法由各省、自治区、直辖市人民代表大会或者其常务委员会规定。"

根据这一规定，各地《人口与计划生育条例》对再生育政策作出了具体规定。这次启动实施单独两孩政策，由各地依据《人口与计划生育法》，通过省级人民代表大会或其常委会修订地方条例或作出规定，依法组织实施。

目前，不同省市的《人口与计划生育条例》中对于二胎政策除了单独二胎政策之外，其他情况下可以生育二胎的情况都有明确的说明。以北京市为例，《北京市人口与计划生育条例》第十七条中规定了符合下列条件之一的，由夫妻双方提出申请，经区、县级以上计划生育行政部门批准，可以生育第二个子女：

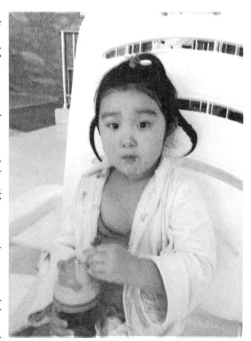

1. 只有一个子女，经指定医疗机构诊断证明为非遗传性病残，不能成长为正常劳动力的；

2. 夫妻一方为独生子女，并且只有一个子女的；

3. 婚后五年以上不育，经指定医疗机构诊断证明为不孕症，依法收养一个子女后又怀孕的；

4. 再婚夫妻双方只有一个子女的；

5. 从边疆调入本市工作的少数民族职工，调入前经当地县级以上计划生育行政部门批准允许生育第二个子女的；

6. 兄弟二人或者二人以上均系农村居民，只有一对夫妻有生育能力，又只生育一个子女，其他兄弟不收养他人子女的；

7. 男性农村居民到有女无儿家结婚落户并书面表示自愿赡养老人的（女方家姐妹数人只照顾一人）；

8. 远郊区、县农村居民，夫妻一方为二等乙级以上伤残军人，或者一方残疾基本丧失劳动能力的；

9. 在深山区长期居住并以农业生产为主要生活来源的农村居民，只有一个女孩，生活有实际困难的。

有其他特殊情形要求再生育一个子女的，需经市计划生育行政部门批准。

依照上述规定允许生育第二个子女的，生育间隔不少于 4 年，或者女方年龄不低于二十八周岁。

不同的省市关于二胎政策的规定有所区别，比如江西、河南、江苏等地规定，夫妻双方中的一方在煤矿井下连续从事采矿作业 5 年以上，并仍在从事煤矿井下采矿作业，只生育一个女孩的，可生育二胎；河北、山东等地规定从事海洋作业的沿海渔区的渔民，只有一个子女的可生育二胎；山东省还规定夫妻一方因非遗传性残疾失去劳动能力，只生育一个女孩的也可再生育一个孩子。因此，具体的政策需要咨询当地的民政局等相关部门。

2. 二胎准生证办理须知

☞ 何为二胎准生证?

准生证,即生育服务证,一胎的准生证可在女方怀孕三个月内到所在街道或社区申请办理准生证,但生二胎则需要先办证再计划怀孕。二胎跟一胎不同,按计生条例要先申请二胎准生证才能怀孕,如果怀孕了再去申请办理二胎准生证,这属于违法行为,如果不领准生证,算超生。

有些地方允许女方怀孕后再办理二胎准生证,有些地方要求只要在出生之前办下来就可以,甚至出生之后的半年内也可以。不过出生后办起来比较麻烦,因为在医院生的时候医院根据准生证来出具出生证明,没有出生证明是无法给宝宝落户的。总地来说,二胎准生证需要提前办理,但具体情况还要看当地的具体政策。

☞ 办理二胎准生证的具体流程

办理准生证之前,应先仔细阅读当地计划生育条例,满足政策规定的条件,又有意愿生育二胎的夫妇,应及时办理生育指标。办理之前需要准备的材料包括:

一、结婚证;

二、包含夫妻双方的户口本;

三、女方户口所在地出具的三级婚育情况证明;

四、第一个子女的户口本，准生证；

五、独生子女证；

六、独生子女一方的老人户口本，身份证，结婚证，独生子女证，父母双方要分别出具户口所在地的三级婚育情况证明。

准备好了这些材料，需要按部就班地走流程了。

首先，到女方户籍所在地村（居）委会领取《再生一胎生育申请、审批表》，如实填写表格中各项内容，签名，贴女方一寸免冠照，将申请表送双方所在单位核实并盖章。

其次，凭结婚证、户口本和双方所在居委会或单位签字盖章的《再生一胎生育申请、审批表》到女方户籍所在地乡（镇）人民政府、街道办事处人口和计划生育管理机构审查。

再次，女方户籍所在地乡（镇）人民政府、街道办事处再接收到经居（村）委会或单位签字、盖章的《再生一胎生育申请、审批表》后，对申请人的情况和是否张榜公布进行核实，再报送县一级人口和计划生育行政部门，县一级人口和计划生育行政部门将在 20 个工作日内审批决定。

最后，审核通过，领取独生子女证后，再拿到男方单位盖章，这时就可以安心地进行造人计划了。

注意事项

1. 先办证，再怀孕

符合二胎生育条件的夫妻，必须在领取《再生一胎生育证》后方可怀孕，不要到怀上二胎才去办证，这样做不符合国家规定，属于计划外怀孕，要接受罚款。

2. 仔细阅读当地计划生育条例

首先仔细阅读当地计划生育条例，如达到政策规定的条件后及时办理生育指标。如：双独生子女间隔 4 年可以申请二胎指标，那么夫妻就到孩子 4 岁的时候去申请。另外最好把全家的户口放到一个户口簿上，对后续开各种证明有好处。

3. 生完二胎后，尽快落户

生完二胎后，要尽快把宝宝的出生证、本人结婚证、户口簿和落实计划生育措施的医院证明（要求带环或者结扎）送计划生育部门（女方县级计划生育部门），一般在便民服务窗口，盖章后到公安部门落户口。

3. 正确认识遗传疾病与基因遗传

有些家庭想要生二胎，但是由于第一胎的宝宝有某些疾病或者缺陷，担心二胎的健康。关于遗传病，父母们到底知道多少，又应该如何预测呢？

☞ 可能会遗传子女的六大疾病

父母主要通过遗传基因影响下一代，优良的基因带来的一定是聪明健康的宝宝。防止先天性畸形和遗传性疾病的孩子出生，是对家庭更是对孩子负责。

● 肺癌：母亲或者直系亲属中若有人患有此病，遗传给子女的机会比父亲同病遗传的概率高 2～3 倍。

● 心脏病：母亲可能会将特定的致病基因遗传给子女，如高脂血症、高血压、心脏病等。

● 肥胖：体重遗传的因素占 25%～40%。如果夫妻双方均为肥胖型基因，所生的子女成为胖子的概率将会更大。

● 骨质疏松症：如果母亲患有骨质疏松症，则女儿的发病率就会相当高。

● 抑郁症：抑郁症不是遗传性疾病，但母亲妊娠期如果患有抑郁症，子女中会有 10% 的可能性也患有此病，变得情绪不稳定。

● 糖尿病：对糖尿病患者家族史的调查表明，糖尿病患者子女糖尿病患病率比非糖尿病家属高 4～10 倍。双亲之一为 2 型糖尿病患者，其子女发病风险率为 40%；双亲均为 2 型糖尿病患者，子女发病风险率可达 70%。多数 2 型糖尿病家系调查中见到家系传递中存在明显的母系效应。2 型糖尿病患者的双亲，母亲方患者较父亲方患者多见，一般是 2 倍左右。

☞ 与性别相关遗传病

有些遗传病属于伴性遗传，也就是说家族里的某些疾病，会只遗传给儿子或者女儿，这都与性别有关。

1. 秃顶

中年秃顶，这让男人们无可奈何。目前，已经有研究表明，脱发也跟遗传基因有关，而且秃顶遗传的基因，很大程度上是来自母亲，而母亲这些变异的染色体，则是来自于外公的遗传。根据伴性遗传的继承理论来讲，假如父亲是秃顶，儿子就有 50% 的概率会继承这一疾病。

2. 血友病

血友病是指由于人体内缺乏控制因子Ⅶ凝血成分，导致血液无法凝固的症状。这种患者只要有轻微的损伤就会出血不止，甚至是在体表无外伤的情况下，也会出现皮下及关节内出血。它是属于典型连锁隐性遗传，致病基因位于 X 染色体，一般由母亲携带致病基因，遗传至儿子患病。

3. 杜氏肌营养不良

这是一种基因缺陷所导致的病症，因为致病基因 DMD 位于 X 染色体上，因此都是男性发病，女性为致病基因携带者。这种病症在发病的时候，大腿肌肉会出现萎缩，小腿变得粗壮但是无力，走路姿势像鸭子，经过几年之后就会逐渐瘫痪。一般在 4 岁左右发作，最晚也不超过 7 岁，而到 20 岁左右由于肌无力、呼吸衰竭而死亡。

4. 蚕豆病

蚕豆病与吃蚕豆有关，是因吃蚕豆而引起的急性溶血性贫血，多见于

9 岁以下儿童。蚕豆病的遗传比较常见的情形是夫妻双方都健康，但是母亲带有一条变异染色体，所以两人所生的男孩会有 50% 患病的概率，而女孩都正常，但有一半的女孩会成为这种疾病基因的携带者。

5. 红绿色盲

色盲，是一种传男不传女的遗传病，最常见的就是红绿色盲，它是一种隐形的遗传病。人的色盲基因只存在于 X 染色体上，Y 染色体上没有。与其他病症所不同的是，父亲的色盲基因是通过传给女儿，而后再通过女儿传给外孙的。也就是说，若父亲为红绿色盲患者，女儿肯定会继承致病基因；当母亲为患者时，儿子一定遗传色盲。

☞ 生女儿常见的遗传病

1. 乳腺癌

乳腺癌是一种具有明显遗传特征的恶性疾病。有乳腺癌家庭病史的女性，患癌的概率普遍高于来自健康家庭的女性。

2. 结肠癌

母亲患有结肠癌，其女儿会患上结肠癌的概率是 6%（而普通人一生中患上此病的概率为 1%）。如果母亲是在 45 岁前患上结肠癌的，那么女儿一生中患上此病的概率则增大到 10%。

不仅如此，有卵巢癌和子宫癌家族病史的女性，患癌概率也普遍高于其他来自健康家庭的女性。

☞ 宝宝遗传谁更多

虽然我们每个人都毫无例外地遗传了父母的某些外貌特征，然而这些遗传并非像"克隆"那样的一模一样。在遗传领域中已知的十大特征遗传中，有些是"绝对遗传"，有些是有些像，而有些却是几乎完全不像。

1. 绝对遗传

◎肤色。遗传时不偏不倚，让人别无选择。它总是遵循"相乘后再平均"的自然法则，给你打着父母"中和"色的烙印。比如，父母皮肤较黑，有白嫩肌肤的子女较少；若一方白、一方黑，那么，在胚胎时"平均"后便给子女一个不白不黑的"中性"肤色。

◎下颌。这是不容"商量"的显性遗传，"像"得让你无可奈何。比如父母任何一方有突出的大下巴，子女们常毫无例外地长着酷似的下巴，"像"得有些离奇。

◎双眼皮。这也属"绝对"的显性遗传。有趣的是，父亲的双眼皮，几乎百分之百地留给子女们。甚至一些儿童出生时是单眼皮，成人后又"补"上像父亲那样的双眼皮。

另外，大眼睛、大耳垂、高鼻梁、长睫毛，都是从父母那里最能得到的特征性遗传。

2. 半数概率遗传

◎身高。只有30%的主动权握在子女手里，因为决定身高的因素35%来自父亲，35%来自母亲。

◎肥胖。父母肥胖，使子女们有53%的概率会成为大胖子，若一方肥胖，概率便下降到40%。这说明，胖与不胖，大约有一半由后天人为因素决定。我们完全可以通过合理饮食、充分运动使自己体态匀称。

◎秃头。造物主似乎偏袒女性，让秃头只传给男性。比如，父亲有秃头，儿子有50%的概率会秃头，就连母亲的父亲，也会将自己秃头的25%的概率留给外孙们。

◎青春痘。这个让少男少女们耿耿于怀的容颜症，居然也与遗传有关。父母双方若长过青春痘，子女们长青春痘的概率将比无家族史者高出20倍。

3. 先天遗传，后天可塑

◎声音。通常男孩的声音大小、高低像父亲，女孩则像母亲。但是，这种受父母生理解剖结构所影响的音质如果不美，多数可以通过后天的发音训练而改变。这使某些声音条件并不优越的人，可以通过科学、刻苦的练习而圆一个甜美嗓音的梦。

◎萝卜腿。酷似父母的那双脂肪堆积的腿，完全可以通过健美运动而塑造为修长健壮的腿。倒是双腿若因遗传而显得过长或太短时，就无法再塑，只有"听其自然了"。

☞ 性格遗传可完全复制

性格一半来自遗传，一半来自后天。如果从父母一方获得的遗传因素可以确定子女的身体特征，那它也会影响他们性格的某些方面。当然，除了遗传因素，环境对个性的发展起着极其重要的作用。

4. 考虑两个宝宝的年龄差

随着国家计划生育政策调整，符合一定条件的夫妻可以生育两个孩子。特别是中国越来越多省市逐渐取消了生第一胎和生二胎的时间间隔限制，这也让很多符合条件而且已经有了一个宝宝的夫妻跃跃欲试。不过，很多父母问，如果再要一个孩子，两个孩子之间相差几岁比较好呢？

现在很多夫妻由于各种原因往往要孩子时间比较晚，但是男性和女性都有最佳生育年龄，年龄过大再生育二胎，不仅对身体是个考验，抚育和培养两个孩子精力是否够用也是一个问题。特别是女性年龄已经偏大，决定要第二个孩子，就要更多考虑年龄因素，最好不要超过 35 岁，但再次怀孕最好在第一次生育后一年，身体完全恢复后。

☞ 没有绝对完美的年龄差

人们发现，两个孩子之间年龄差异太小或太大，可能会引发一些健康和家庭方面的问题，而两个孩子之间相差 2～3 岁比较合适。这主要是考虑到，女性在两次怀孕之间能够有比较充足的时间在身体和心理上做好调整和准备，另外两个孩子之间有恰当的年龄差距，彼此之间的竞争感不会过于强烈，疏远感又不会过大。

当然，每个家庭的情况不同，两个孩子之间相差 2～3 岁并非绝对的。你的具体家庭情况，可能会影响你等多久再要下一个宝宝的决定。比如，要是你担心自己的生育能力，或者你现在的孩子是努力很久才怀上的，或者你已经超过 35 岁，你可能会感觉时间紧迫，必须抓紧时间生儿育女。但是，如果你才二十几岁，并且已经有了一个两三岁的宝宝，你也许会愿意等等再要第二个宝宝。

所以，没有什么绝对完美的年龄差，事实上，每个年龄差距都有各自的好处和坏处，再加上个人情况不尽相同，所以适合这个家庭的年龄差距对另一个家庭可能并不适用。比如，有些父母觉得宝宝间的年龄差距不大，能玩到一起。而有些家长则会对此抱怨，认为宝宝年龄差不多的话，他们会争抢大人的关注，而且总是爱吵架。

为健康考虑，从上一次怀孕和生产中恢复过来后再考虑怀孕，对你和宝宝都会更好。有调查显示跟上个宝宝出生后 18 ~ 23 个月时又怀上的宝宝相比，产后 6 个月内怀上的宝宝出现早产、出生体重低、小于胎龄的风险会大大增加。如果宝宝是上个孩子出生后 7 ~ 17 个月怀上的，虽然出现上述情况的风险仍然明显，但程度比 6 个月内怀上的宝宝要轻。如果你打算等 18 ~ 23 个月再怀孕，就会有时间恢复体力，同时，补充你身体所需的各种能量。

如果你的两个宝宝之间年龄差距比较小，虽然辛苦的日子能更快结束，但花费也会比较集中，而且宝宝们大点儿后容易同时对同一件东西感兴趣，可能彼此之间的争吵会更多。如果宝宝之间的年龄差距较大，你有机会享受每个宝宝的成长过程，可以在每个宝宝的头几年里毫不分心地照顾他。同时，这也意味着，你有比较长的时间来分摊养育宝宝的花费。

不过，如果两个宝宝之间的年龄差距非常大，长大后可能彼此没那么亲近。有时，年龄大的孩子也会有怨恨情绪，因为他觉得自己的地位被新来的宝宝取代了。另外，两次怀孕间隔时间非常短时出现的生产并发症，也同样会在两次怀孕之间相隔很长时间的情况下出现。还有调查显示，，如果两次怀孕的间隔时间达到或超过 59 个月，宝宝出现早产、出生体重低和小于胎龄的风险也会增加。

☞ 过大过小都不好

1. 年龄差距过小

一般来说，宝宝间的年龄差距越小，在最初的几个月或几年里，你的负担就越重。如果宝宝间的年龄差距非常小（如两个宝宝的年龄相差不到1岁），你可能会觉得跟养了一对双胞胎似的。但是因为要同时照顾两个小宝宝的种种要求，在一段时期内，你的生活可能会相当辛苦，像出门、外出旅行以及睡一晚好觉等想法，恐怕都是奢求了。

不过，宝宝间的年龄差距小，也意味着你的大宝宝从小就知道自己有个弟弟或妹妹。有些父母认为，这样会减少孩子之间的摩擦，增进他们之间的感情。此外，很多妈妈都说，她们愿意让"尿布满天飞"和"吃饭脏兮兮"的日子都集中在较短的一段时期内。当最小的宝宝也永远地告别了尿布、奶瓶、糊糊以及其他婴儿时期的麻烦事时，妈妈会很开心，有如释重负的感觉。

此外，从照顾宝宝方面考虑，两个年龄差不多的宝宝在好几年里可能都可以参加相同的游戏或活动，这样会让你省心不少。

从长远来看，如果宝宝间的年龄差距小，那么学校放假的时候，就更容易给他们安排日程，因为他们更可能想做同样的事。当然，你为此也要在短期内支付双份教育费用。

2. 年龄差距过大

如果宝宝间的年龄差距是3岁左右，这就意味着，当上一个宝宝刚让你喘口气时，你又得从头来过，再照顾一个新生宝宝。但对有些人来说，这一点恰好是优势。如果你喜欢照顾小宝宝，想体会他成长过程中的每个时刻，那么如果宝宝间的年龄差距大，你就会有更多的时间给小宝宝。因为，此时大宝宝已经能够自己玩，或者已经上幼儿园甚至小学了。另外，跟一个较大的宝宝解释将要发生的事情也会更容易些，这能帮助他为小宝宝的到来做好心理准备。

宝宝间的年龄差距大的父母经常会说，他们"更享受养育宝宝们的过程"，因为他们能够全身心地关注每一个宝宝，而且不会总是感觉压力很大。但是，如果你十分渴望宝宝长大后自己才有的自由感觉，你可能就不愿意回到喂母乳和总是睡不够的日子了。

对有些女性来说，再次怀孕之前身材恢复了的感觉很重要。如果间隔时间较长，有时更容易减掉怀孕时增加的体重，而且不容易反弹。如果在宝宝大些后才考虑再怀孕，你会更有可能成功瘦身。

抚养两个孩子还要考虑很多其他因素，比如父母是否做好了足够的心理和经济上的准备，是否有足够的精力和条件同时照顾两个不同年龄的孩子。当然，多数父母都是经过审慎考虑后做出再生育一个孩子的决定，那么不要过于担心，毕竟新的快乐会让你忘记所有的劳累和苦恼。

很多父母没有机会自己选择下一个宝宝到来的时间，这可能是生育问题、身体状况或意外怀孕等原因造成的。所以说，如果你有机会自己决定什么时候要宝宝，你就已经很幸运了。

如果有选择的机会，我们给您的建议是，等到你认为自己能够很好地应付目前的状况时，再开始计划要下一个宝宝。

5. 夫妻双方达成一致意愿

关于家庭是否准备迎接一个新成员的到来，在满足了一切硬性要求（如是否满足二胎政策，夫妻双方都已然具有生育能力）之外，更为重要的一点是，夫妻之间应该是有共同的意愿，都希望再拥有一个孩子，单单一方的意愿可能会导致以后产生分歧，甚至造成家庭矛盾。

而达成一致后的夫妻，也一定会面临其他的问题。比如：年龄过大再生育二胎，不仅对身体是个考验，抚育和培养两个孩子精力是否够用也是一个问题。特别是如果女性年龄已经偏大，决定要第二个孩子，就要更多考虑年龄因素。

☞ 协商一：什么时候生

观察一下，你会发现一个有趣的现象：老外的孩子大多相差不大，一家子出门，抱着小的，推着中的，牵着大的。他们的想法是：一个也是养，两个也是带，一气儿生完，一气儿带大，辛苦几年，等孩子都上学以后妈妈就可以再重返职场了。

正在养孩子的妈妈们都知道，带孩子是非常劳心劳力的工作。如果好不容易带大一个，还没喘口气接着再来一个重新开始，而且到那时候妈妈们已经不再年轻，那将是非常辛苦的。还不如趁大宝小的时候再生一个，辛苦几年，同时带大俩宝。而且，两个孩子年龄相差不大，一起成长，可以玩在一块儿，相互有个伴儿，多好！

☞ 协商二：我们能否负担起

很多人被网友晒的养孩子的高额费用吓怕了，其实没必要。养孩子嘛，各家有各家的养法，节俭育儿也不是完全不可行，想想看，在以前的艰难岁月里我们的父母不是都把我们教育成人了吗？其实，养孩子最重要的是"软实力"，而不是"硬指标"，给孩子一个充满爱的家庭环境和好的教养远比昂贵的玩具和早教班重要。

☞ 协商三：如何带养

比起经济上的考虑，倒是二宝的带养问题更值得重视。如果说生二宝简单，那么谁来带，如何带却是复杂的，爸爸妈妈需要事先想好这个问题。如果为了工作、买房或父母更轻松而将大宝交给长辈带养，现代人的观点认为不太妥当。孩子要自己带，没有任何理由可以剥夺孩子在父母身边长大的权利，能生就要能养，养不了就暂时不生，生而不养，可能留下遗憾。

6. 做好大宝的心理辅导

从改革开放至今，已经三十多年了，这也意味着独生子女政策在中国实施至今三十余年，"独生子女"这个特殊时代背景下的特殊人群一直备受关注。随着近期"二胎"政策的逐渐明朗，无论"双独"还是"单独"的年轻父母"再生一个宝宝"的话题不断升温。当"独生子女"父母面临教育"非独生子女"时，家长的引导缺失就会带给孩子许多委屈。因此，在准备生二宝时，做好大宝的心理辅导是十分必要的。

令很多家长苦恼的是当二宝"从平而降"时，大宝有强烈的排斥心理，这是因为大宝并没有在心理上接受自己有个小弟弟或小妹妹的事实，对于以往生活习惯的突然改变而造成心理波动。那么，家长们只需要变"突然"为"有准备"，自然会缓解大宝们的诸多困惑。

☞ "你想要个小弟弟还是小妹妹？"

在有生育二宝计划前先告知大宝家庭将会发生的变化。不是征询大宝的同意，更不必把你心中的担忧罗列出来，仅仅是用"爸爸妈妈给你生个小弟弟或小妹妹怎么样？"这样的一句话，既让大宝了解了父母的这一决定，感觉到自己被尊重，同时，也有利于家长针对大宝的反应对生育的时机进行适当的调整。一旦发现大宝有强烈的抵触情绪，可以先找到原因（是因为自身学习的压力还是听到别人说了什么？或是其他什么原因）之后再进行针对性的沟通疏导让大宝"释怀"后再怀孕。

☞"我们一起去看看小宝宝的照片好吗?"

邀请大宝共同参与母亲的产检,在摸摸大肚子、听听胎心音,看看B超影像等直观感受中,提升大宝可以当哥哥(姐姐)了的自豪感,增加对小宝降生的期待值,理解母亲孕育过程中的辛苦。同时,在这个过程中父母也可以多讲讲母亲在怀他(她)时候的心情,让大宝知道爸爸妈妈对每一孩子的诞生都是一样的欢喜。

每个孩子都不一样,任何教养方式都没有标准答案。只有读懂孩子的心声,你才能真正理解、支持他们,成为解开彼此"心结"的系铃人。同样,只要走进了孩子的内心,彼此分担、鼓励并且共同探索,相信您的家庭一定能谱写和谐的"同心"之乐。

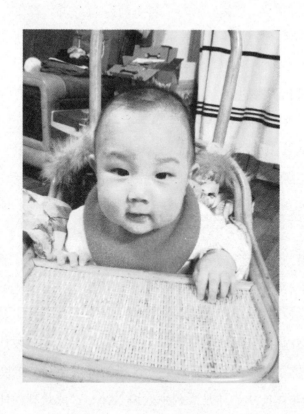

7. 生二胎，你准备好了吗

要享受四口之家的天伦之乐，年轻夫妇们开始踏上了二胎之路。而想要享受家有俩宝的天伦之乐，充分的准备和对家庭的准确估量是前提。否则，有可能带给家庭过多的矛盾而降低幸福感。

☞ 生二胎需要考虑的问题

1. 首要考虑身体状况

对于是否要第二个孩子，夫妻双方应综合考虑各方面的因素，其中必须优先考虑身体因素。

对于生育过一胎的家庭来说，准备生育二胎的夫妻年龄多在 30 岁以上，此时的身体状况与生育一胎时的身体相比，必定有一些变化。

比如身体比较虚弱或正在患某种疾病，就要推迟怀孕生孩子的时间，待身体健康状况好转后，再考虑怀孕问题。如果家庭中有遗传病史，就要向医生咨询是否可以生孩子，否则可能会给家庭和社会带来负担。

2. 经济状况是否允许

尽管孩子在什么样的物质条件下都可以长大，所谓穷有穷的带法，富有富的带法。但不可否认多一个孩子还是会显著增加家庭的经济负担。

年龄在 30 ~ 40 岁的夫妻属于"单独"政策的受众群，很多家长都表示，二胎政策就算放宽了，但对每个家庭来说，最重要的还有一笔经济账。当然，根据自己所处的环境，预算一下将来所需的费用。

"生得起，养不起"是大多数家长的心声，不过也有很多家长表示，"421"模式家庭的养老问题也十分突出，一对独生子女夫妻至少要赡养4个老人，下一代倘若还是独生子女，夫妻双方今后赡养老人的压力势必更大。因此二胎政策是十分顺应时代发展需求的，政策允许，许多人表示无论如何也得再要一个孩子。

3. 对大宝的影响

这是重视教育的父母最值得用心的地方。一个孩子和两个孩子的情况各有利弊，但对于大宝而言，如果有弟弟妹妹出生，情绪冲击是一定的。在二宝出生的头半年，他（她）一定会感觉到威胁和嫉妒。

如何处理好大宝在这一阶段的情绪对他（她）一辈子都会造成深刻影响。我们看到过相亲相爱其乐融融的兄弟姐妹，也见到过彼此嫉妒反目为仇的手足。可以说父母在造成这样的局面上起了至关重要的作用。有的父母为了保护大孩子的安全感，老二出生后一门心思花在大孩子身上，不当着大孩子的面抱老二亲老二，结果老二严重缺乏安全感和自信心。有的父母会依照本能一碗水端平，自觉公平对待，但因老大占强势而老二弱势且捣乱没有老大多，以致老大挨批评较多而老二无意中受宠爱较多，结果老大对老二仇视有加，老二娇气助长，两个孩子之间充满敌意，父母丝毫感觉不到两个孩子的温馨。

诸如此类，如何处理两个孩子的关系，如何分配对他们的爱，如何保证自己足够强大做好一个大家庭的家长，这些，你都准备好了吗?

4. 对未来几年生活方式的准备

好不容易老大日渐省心，妈妈的身材和容貌终于恢复到自信水平，全家可以从带小宝宝的手忙脚乱一地鸡毛中解放出来，又可以一年计划几次旅游了，出门再也不用抱娃抱到手酸了，洒脱美好的享受开始了。如果再生一个宝宝，一切又将打回原形，作为父母，如果你可以忍受这些，并且你的家人都觉得可以忍受的话，就开始准备迎接你们第二个宝宝的降临吧。

经过理性的思考，充分的困难预计，足够的准备，才能令今后的四口之家更加幸福。总之，生儿育女是人生大事，夫妻双方要全面考虑，统一意见，为明天即将到来的宝宝做好准备。

☞ 当妈妈，你做好心理准备了吗

研究发现，怀孕前强烈希望有孩子的母亲，分娩时就会对孩子有一种挚爱的感情。随着孩子的生长，在与孩子的不断交流和心理沟通中，对孩子的爱也不断加深。

1. 消极的心态对胎儿危害大

一些视怀孕为意外，并消极对待的母亲，在孩子出生 3 个月时仍没有感觉到孩子的可爱，以后随着时间的推移，与孩子接触的不断增多，母爱才逐渐产生和加强。但和那些从孩子一出生就有强烈感受的母亲相比，其母爱的强度仍有很大的差距。这种差距产生的原因就是母亲孕前对胎儿的态度不同。

2. 要宝宝前要有心理准备

女性有了做母亲的心理准备，知道自己怀孕的消息就会非常高兴，并会积极期待着孩子的出世。在怀孕期间，她们情绪稳定，对怀孕采取的态度是认真的，能积极做好孕期的保健和产时的配合。在这样的情况下，胎儿就能健康发育，分娩才会顺利。而未做好心理准备的女性，其怀孕期间的情绪是消极的、不稳定的。

这种消极情绪能激起自主神经系统活动的异常，同时引起内分泌变化。由内分泌变化产生的生物活性物质，经血流通过胎盘、脐带进入胎儿体内，从而对其产生不利影响。

怀孕前应培养热爱孩子的心理，对生孩子持积极的态度，在思想上做好准备，这样才能在孕期保持良好的心情，克服因妊娠产生的生理上的不适，保证胎儿的健康，母子感情也能尽早地建立起来，使婴幼儿的身心健康成长。

☞ 当爸爸，你做好心理准备了吗

深思熟虑计划要宝宝，比意外而至好得多，做丈夫的除了把生活习惯、身体状态调整到最佳状态外，孕前也要做好以下几方面的心理准备。

1. 减少性生活，做到心中有数

从夫妻性生活上来说，怀孕势必会影响夫妻性生活，从受孕到妊娠的最初3个月，是胚胎的初始发育阶段，胎盘尚未形成，胚胎附着在母体子宫内并不牢靠，一不小心，往往容易造成流产。所以在此阶段，应尽量控制或禁止性生活。虽然，在怀孕初中期，不妨碍过性生活，但还是应该减少次数与强烈程度。怀孕后期，孕妇体态改变较大，要避免撞击膨大的腹部，孕妇外阴、阴道柔软充血易受伤，动作应轻柔些。预产期前1个月，子宫对外界的刺激较敏感，易导致早产、羊水早破和感染，应停止性生活。所以这些都是夫妻间要考虑和计划的，特别是做丈夫的，心理上更要有所准备。

2. 担起家务活，不能当"甩手掌柜"

妻子怀孕后，在做家务方面，不能以怀孕前的标准来要求了，尤其到了怀孕中晚期，行动不很方便，做一点平日看似很容易的事也有些力不从心，甚至容易影响胎儿的生长发育或有流产的危险。因此，家里如果没有其他人帮忙，丈夫就要承担大部分的家务活。即使请了保姆，也不能像以前那样当"甩手掌柜"了。

3. 承担更多的责任与义务

多一个小宝宝，将承担更多的责任和义务，同样也要有足够的心理准备。因为宝宝的降临意味着目前生活方式的转变，在带来喜悦的同时也会增加很多责任，在宝宝的喂养、教育、健康、安全等方面都需要付出很多的时间和心血。或许准爸妈会因此而失去很多"自由"，有时还会因此影响到事业的发展。所有这些都应该作好心理准备。

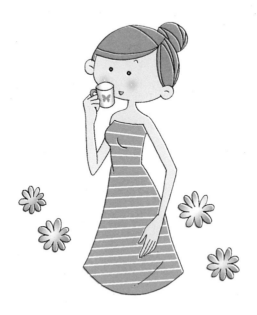

高龄产妇篇

1. 年龄问题需要考虑

在国家政策允许的情况下，一些家庭确实想要生二胎的话，最好尽早提前生，和第一胎的间隔时间在 4~5 年比较合适，产妇的年龄尽量不要超过 35 岁。我们把 35 岁以上生产的妇女称为高龄产妇。因此，高龄产妇生二胎要慎重考虑年龄问题。高龄产妇除了可能影响胎儿的质量，主要还是会提高怀孕并发症发生的概率，比如我们通常所说的妊娠高血压和糖尿病疾病的发生率会提高。

高龄产妇早产婴儿出生体重比较低的发生率会增高，另外高龄产妇因为怀孕的时候年龄偏大，卵子分裂的过程中容易发生染色体的一些异常，就是胎儿有染色体类疾病，即先天缺陷的机会明显增高，所以我们国家在制定产前诊断这个法规的时候，特别指出 35 岁以上的孕妇应该在怀孕以后做一个产前诊断，判断胎儿有没有染色体疾病。

1. 高龄初产妇应提高自我警觉性，不要"临时抱佛脚"。应该从妊娠的初期直到临产，随时都应该意识到可能发生母胎病理性变化的意外，定期到有条件的妇产科进行母胎监护和必要的防治措施。

2. 在临产将近时，应提前住入医院妇产科，具体提前一周或两三周，应视个人情况而定，切实做好产前监护，必要时及早进行剖腹产较为安全。

3. 妊娠期间，经过特定检查，若确诊为严重畸形胎儿或母体因严重并发症，将危及孕妇生命者，应当机立断，中止妊娠；如果妊娠后期，胎儿没有致命畸形且有存活的可能，应提前进行剖腹产手术，尽量确保母婴的安全。

而对于已经步入了高龄产妇行列的女性而言，也无须过于紧张，随着现代医学的发展，各种意外的发生概率大大降低了。怀孕之后，只要在日常生活中保持乐观的心态，保证规律的生活和充足的睡眠，避免过度劳累，按照大夫的医嘱定期地进行详细的检查，及时发现问题并对症处置，是容易进行顺产的。

需要提醒广大高龄产妇注意的是，对于在怀孕过程中，出现的任何身体不适，一定要在第一时间到医院进行就诊，查明发病的原因，以确保怀孕的顺利进行。

2. 高龄产妇常见危险

现在越来越多的女性都是晚婚晚育，因此二胎高龄产妇的比例也在不断地提高。其实高龄生产对妈妈和宝宝都会有一定的影响，不容忽视。那么，高龄生产究竟会产生什么危害呢？

☞ 高龄，对妈妈的危害

"高龄"会给妈妈带来诸多危险。专家认为"高龄"更容易流产。对于适龄产妇，流产率是12%，而高龄产妇则达到了31%。

临床表明，高龄产妇的难产率明显高于其他产妇，需要进行剖腹产、钳产等助产的比率比非高龄产妇高20%以上。由于产妇年龄偏大，其软产道弹性力量下降，产后子宫收缩能力不行，很容易导致产后大出血。

高龄生育在分娩后也会有不良后果。由于产妇体力不够，产后恢复体能也不及非高龄产妇，生殖道和生殖器官功能下降，同时也会产生一些并发症。

☞ 高龄，对宝宝的危害

产妇年龄过高也可能会危及到婴儿的健康。专家表示，从遗传角度讲，高龄产妇所产的孩子中畸形发病率比较高，外界的噪声、废气、微波辐射等都会影响受精卵的分裂。产妇年龄越高，所受到外界的干扰程度越大。受精卵在分裂中就可能会产生不同情况的病变。

此外，由于母亲身体素质不再是高峰期，高龄产下的宝宝缺钙问题也比适龄产妇要高。

☞ 父亲年龄大胎儿易流产

众所周知，母亲年龄较大易发生流产，但一项新的研究显示，如果父亲年龄大，胎儿也容易发生流产。欧洲研究人员最近发现，25 岁妇女怀孕时如配偶年龄超过 35 岁，其流产危险是配偶年龄小于 35 岁者的两倍。

研究人员对 1985 年至 2000 年间曾经怀孕的 1151 名妇女进行了调查，总妊娠数近 2500 次，流产率为 12%。配偶年龄大者的流产率高于年轻者，但母亲年龄在 35 岁者似乎不受影响。这可能是母亲年龄到 35 岁本身即可增加胎儿流产危险，与父亲的影响相互重叠所致。

专家指出，不能继续妊娠的原因之一便是胎儿携带的遗传基因异常，遗传异常可来自父母任一方。年龄偏大男性的精子发生遗传异常的概率远高于年轻男子，这也是父亲年龄大胎儿易自然流产的原因。随年龄增长男性精子发生遗传异常的频率和染色体异常的危险增加，这些异常如传递给胎儿将导致自然流产。

☞ 专家建议

如果可能，最好还是在 30 岁以前生孩子，几乎所有的医学专家都提出了这样的建议。高龄产子的弊病显而易见。首先是妊娠期间就容易遭遇更高的风险。女性的原始生殖细胞在胎儿期就已经形成，如果怀孕时间过晚，卵子受环境和污染的概率就大，并且卵巢功能也开始减退：由于容易发生卵子染色体老化，最终导致畸胎的发生率增高，这是高龄妈妈要面对的最大"险关"。

对于高龄妈妈而言，即使是顺利过了怀孕阶段，生产阶段仍将面临巨大的挑战。高龄妈妈骨盆的关节变硬，不易扩张，子宫的收缩力也较差，更容易发生难产。专家说，高龄妈妈大都采用剖腹产手术，手术比例远远超过年轻妈妈，相应的产后恢复就要慢一些。

另外，高龄生育还能导致癌变概率增大。新近的流行病学调查资料表明，35 岁以上初次生育的女性，乳腺癌的发病率比 30 岁以前首次生育者大大增加，而且首次生育年龄越大，乳腺癌的发生率就越高。

这些问题可能会使高龄孕妇紧张和焦虑，但是只要每个家庭、每位医生都来关爱这些高龄妊娠的女性，做好产前保健工作，仍然可使这样的家庭获得健康的孩子。

3. 35 岁后生二胎需注意

妇产科专家指出，超过 35 岁再生育第二胎，卵子质量相对较差，身体状况也大不如年轻时，在备孕上更要多加注意。

☞ 提醒：先治病再怀孕

年龄对女人生育来说，就像一道坎，年龄越大，生孩子越困难。35 岁后的女性，在孕育路上可能面对诸多问题。随着年龄的增长，生育能力逐渐下降，不仅卵子的质量下降，女性的妇科疾病也会增多，这些都会降低怀孕的概率，因而，大龄女性怀孕绝没那么简单。

（1）这个阶段的女性最大的"对手"就是妇科疾病。此时如果有痛经、腹痛、白带异味等症状，就很有可能感染了妇科炎症。要怀二胎的话，就应该积极治疗，否则这些妇科炎症长期下来会导致不排卵、黄体功能不全，出现流产或不孕症。

（2）年龄大了之后，患糖尿病、高血压的机会比较多。虽然糖尿病对怀孕没太大影响，但降糖药物在妊娠早期对于胎儿会有影响，所以要停用所有降糖药物，改为皮下注射胰岛素治疗。而患高血压的女性也一样，因为高血压孕妇比正常孕妇风险大，很容易合并严重的妊娠高血压综合征，使胎儿的死亡率上升。因此，患有高血压的妇女，在决定怀孕后，需要特别注意血压的状况。

（3）曾经发生过流产或实施过保胎的女性，如果还想怀二胎，夫妻双方应做全面检查和治疗。有数据显示，小于 35 岁女性的自然流产率约为

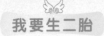

12%，而超过35岁的女性自然流产率上升到35%左右，40岁以后则超过40%。因而，预防流产也是大龄女性需要注意的一个问题。

☞ 提前三个月开始吃叶酸

卵子的生长周期约为80天，也就是说，当月排的卵子两个多月前就开始生长了；男方的生精周期是三个月，所以双方最好都从准备怀孕前三个月开始，从调整生活方式入手开始准备。

首先，怀孕前就开始服用叶酸的目的是为使妇女体内的叶酸维持在一定的水平，以确保胚胎早期有一个较好的叶酸营养状态。因为，缺乏叶酸除了可导致胎儿神经管畸形外，还会使胎儿唇腭裂（兔唇）、心脏病、眼、口、胃肠道、肾、骨骼等器官的畸形率增加，同时使孕妇流产的危险性增加。

在生活方式上，戒酒戒烟，因为烟酒会影响女人的卵子质量，同时也会影响男性的精子数量，因而要戒烟戒酒，以便获得一个良好的开始。当然，此时最好把你心爱的宠物托付给亲友，女性还要检查有没有弓形虫等感染。

☞ 筛查唐氏综合征，不生畸形儿

随着孕妇年龄的增长，胎儿得唐氏综合征的风险也逐渐增加，特别是35岁以上的高龄孕妇。25岁以下的孕妇中，染色体异常的发生率为1：1185，而35岁时则高达1：335，所以，35岁以上的高龄孕妇要做染色体检查，尤其是在孕早期（10～14周）需要进行唐氏综合征筛查。

早期筛查只需B超检查及抽取3ml静脉血即可。这种方法简便安全，有效减少了羊水诊断、绒毛膜取样、脐带血等侵入性诊断方法对孕妇和胎儿造成的损伤。

☞ 头胎剖腹产二胎需注意

在我国，剖腹产率水平平均达46.5%，剖腹产的分娩方式，自然会在产妇的肚皮和子宫上各留下一道疤痕。头胎剖腹产，再次怀孕时，如果胚胎着床在子宫的这个疤痕上，那么，在孕早期这个胚胎穿透子宫壁而发生子宫破裂的概率较大。

从医学上讲，胚胎着床在疤痕上，称之为"疤痕子宫妊娠"。首先这个胚胎很难存活。其次，胚胎往这个疤痕缝隙上长（此处组织较为薄弱），并不断向宫壁发展，有可能穿破子宫，造成子宫破裂，危及孕妇的生命。

所以，专家提醒，对于剖腹产后的妇女，应做好避孕措施，避孕两年后才能再次受孕，使其有足够的时间让疤痕长得牢靠。一旦再次怀孕时，首先要确定是否疤痕妊娠，必要时短期内复查 B 超，做到早诊断、早干预。

4. 男性最佳生育年龄

☞ 30～35岁，男人的最佳生育年龄

有调查数据显示，在父亲30～35岁年龄段出生的孩子，在智力测验中所获得的分数最高。因此得出结论：30～35岁的男子，其精子有最强大的生命力，最宜生育。

这一说法得到了国内外很多临床专家的肯定。男人的精子素质在30岁时达到最高峰，然后持续5年到35岁为止，以后则素质下降。而且这段时间的男子，除了身体素质的优势外，还有事业稳定、经济状况好、养育孩子的条件优越等特点。

☞ 35岁后再当爸，宝宝身体会变差

女人们对于做大龄产妇大多心生恐惧，一是自身怀孕风险增高，二是担心宝宝的健康。其实，大龄老爸对生殖和胚胎的影响也远比人们想像的要大，父亲的年龄对孩子的健康也同样重要。最新研究发现，男人也有最佳生育年龄，一旦闯过了红线，大龄的父亲可能会给孩子带来不良的影响。

☞ 年龄增长与身体机能成反比

造成宝宝身体变差的原因与爸爸的年龄不无关系，因为年龄的增长，男人身体内也会发生不小的变化。

1. 精子活力下降

男性的精子并不会随着年龄的增长而减少或衰老，而且密度也较高，但活动能力会有明显下降的势头，不动的与畸形的精子数增加了 20%，精子代谢的速度也有所下滑，代谢后还产生不少废物。源于男性的染色体疾病也会增加且遗传概率大，对后代的不良影响可想而知。

2. 身体机能衰减

男人过了 35 岁，体内的雄性激素也开始衰减，平均每过一年其睾丸激素的分泌量就下降 1%。因此，与女人一样，男人也有生殖生物钟，只不过男人的生殖生物钟弹性较大罢了。

在 40 岁以后，男人虽然在处理人情世故方面很成熟了，但是身体开始走下坡路了，起居、睡眠、饮食等方方面面都开始出现问题，身体功能开始衰退。

高龄父亲生下的孩子发生意外的概率高于其他孩子。这或许是因为这些儿童更易患孤独症、癫痫和精神分裂症，从而令发生死亡意外的可能性加大。此外，随着父亲年龄的增长，他们就越有可能将变异基因传递给下一代；下一代体内含有的变异基因越多，孩子就越有可能患上重病。

☞ 想做"老"爸不容易

30～35 岁是男人当爸爸的最佳年龄，那么在生育问题上，男人是否像女人一样也有生育警戒线？虽然六七十岁的男子老来生子并不鲜见，八九十岁当父亲也不是孤例，但对于大多数男人来说，一旦超过 50 岁才生育，从优生角度来看，可能会带来众多困难和隐患，过了警戒线，想当"老"爸不仅难，而且也并不可取。

1. 让女性受孕时间延长

研究资料显示，男人 35 岁以后，使妻子怀孕的概率每年下降 3%；45 岁以上的男性比 35 岁以下者，让一名女性怀孕所需的时间延长 5 倍。

2. 增加流产风险

根据对 5000 名孕妇的跟踪调查，丈夫年龄大于 35 岁的孕妇在怀孕后

2～4 个月，出现自发性流产的概率增加 30%；50 岁男性与 20 岁男性相比，妻子出现自发性流产的风险要增加一倍。

即使男性的生育能力是没有年龄限制的，在老年时仍能够继续维持夫妻生活，但上了年纪以后，精液的质量会变得较差，而太差的精虫和卵子形成的胚胎比较容易引起早期的流产，也会影响到下一代的素质。

3. 宝宝患病概率升高

随着男性年龄的增长，其精子像卵子一样不仅会出现遗传问题，而且让卵子受孕的能力也大大降低。男人年龄越大，精子质量越糟糕，遗传变异越多，招灾惹病的可能性就越大。

统计数字表明，孩子的患病与死亡率随着父母的年龄增大而增加，迄今为止已发现大约有 20 种不同的疾病与父亲的衰老有关。另一方面，老来得子固然是喜事一件，但因为年龄增长，精力和体力都已有限，在培养和教育年幼子女上可能常常会感到力不从心。

因此，想成就"爸业"，经营你人生最伟大的事业，还是要趁早把握最佳时机——30～35 岁，在精子生命力最强的时候孕育健康的生命。一旦越过警戒线，生娃可要细思量了。

5. 高龄孕妇保健常识

☞ 孕前保健为"二胎"护航

计划二胎家庭准备怀孕前应先到医院进行一次全面的孕前检查，保证夫妻双方身体健康、无疾病。专家表示，夫妻任何一方如果患有肝炎、结核病、肾炎，特别是女性患有心脏病、甲亢、糖尿病、肿瘤都不宜受孕；如患有性病、盆腔炎等要待治疗痊愈后方可怀孕；孕妇年龄愈大，先天畸形儿的发病率愈高，这是因为随着女性年龄增长，卵巢逐渐衰老退变，产生的卵子老化，发生染色体畸形的机会就会增多，所以孕前检查不容忽视。

☞ 二胎备孕辅助生殖技术并非首选

很多高龄妈妈会担忧年龄对生育能力的影响，于是很多二胎计划者会询问辅助生殖技术，欲尝试"试管婴儿"。专家强调，辅助生殖技术不能滥用，它并非"神来之手"。从备孕的角度而言，生过一胎的家庭不必过度担心生育能力的不足，不要盲目尝试"试管婴儿"技术。如果尝试自然受孕一年无果，且达到不孕症诊断标准，在医生的综合评估下，必要时才考虑辅助生殖技术。40岁以上的女性在备孕的同时，可考虑到专科医院进行生育能力的评估。

☞ 头胎分娩方式决定二胎受孕时间

第二胎分娩的时间，要根据第一次分娩的情况合理安排。第一胎顺产的话，那哺乳期结束后就可再怀孕，但综合考虑适应度等问题，建议一年后再受孕；第一胎剖腹产的话，需要至少二年以后再考虑受孕，否则孕期有子宫破裂的风险。完成孕前检查合格后，开始备孕。谨记在生病（感冒、发烧、头晕等）时，切勿滥用药，服药前一定要确认自己是否怀孕，确定怀孕需咨询医生后用药。

☞ 补充叶酸均衡饮食加强孕前孕中营养

夫妻双方孕前注意营养可提高生殖细胞质量。孕前 3 个月可适当补充叶酸等维生素和微量元素，避免胎儿神经系统疾病的发生。如果孕前没有及时补充叶酸，怀孕后要继续补充，直至孕 12 周。

孕期要保证饮食结构的合理性，摄入过量的脂肪和蛋白质易致胎儿发育过度，加之分娩次数增加，宫腔内体积变化，早孕反应轻，腹壁松弛，均可导致巨大儿，从而发生难产、产后出血等情况。

☞ 定期产检及筛查不容小觑

高龄产妇特别注意要去正规医院定期产检，做好相应的产前检查和筛查。

孕 12 周前最好做一次 B 超，核实预产期，了解胎儿生长发育，有条件的还可进行早期唐氏筛查。如果第一胎为剖腹产，需要 B 超分辨孕囊与上次剖宫产子宫切口的关系，以判断是否有胎盘植入的风险，提前做出评估，并在生产时做好应对植入胎盘的准备。

孕 16～20 周时要进行中期唐氏筛查以判断胎儿可能出现的症状。对于年龄大于 35 岁的高龄产妇建议在孕 20 周以后做羊水穿刺，根据胎儿染色体了解胎儿是否有异常。

高龄产妇易患妊娠合并心脏病、妊娠高血压综合征和妊娠期糖尿病等，孕期要密切关注糖、血压等指标，同时由于孕妇体内的血容量比非孕期明显增加，心脏负担加重，而原来就患有心脏病的孕妇很可能由于无法忍受最后提前终止妊娠。高龄产妇自然分娩的难度会增加，需要提前做好准备。

☞ 综合评估决定二胎分娩方式

选择哪种分娩方式常常是二胎妈妈们最为关心的问题。若第一胎为自然分娩，那第二胎应尽量选择自然分娩，因为这种方式创伤小、恢复快。若第一胎为剖宫产，那第二胎可选择剖宫产，也可在排除第一次剖宫产禁忌症后选择自然分娩。对于二胎分娩方式的选择需经产科医生综合评估后决定。

6. 先检查再受孕

许多想要生二胎的父母已经成功地生过一胎，并且宝宝聪明健康，就认为没有再做孕前检查的必要，这种想法是大错特错的。

☞ 一定要做一个孕前检查

孕前检查是针对有计划想怀孕的人做的，和第几胎没有必然关系。从优生的角度讲，只要是计划怀孕都建议做优生检查以及基础的孕前检查。所以，计划要二胎的准爸妈孕前检查也是不能忽略的。

备孕二胎前主要需要检查输卵管、卵巢、子宫、免疫和抗体等，这些都是很容易导致女性出现继发性的不孕，建议要小孩前最好是进行一个系统的检查，这样对小孩和自己都是最好的！

☞ 先做检查后"造人"

婚前检查是保障夫妻生活幸福、孩子健康的第一道关口，是幸福婚姻不应缺少的重要一环。但许多人忽视了婚前检查。如果由于种种原因，你们错过了婚前检查，那么请一定注意，不要再错过孕前检查了。

因为往往有许多疾病是自己不能认识和察觉的，必须通过孕前检查才能发现，因此，孕前检查就显得更为重要了。

1. 孕前检查很重要

很多人都有这样的想法：自己在单位每年都进行体检，身体也很正常，还用得着再重复地做孕前检查吗？

专家认为，一般的体检并不能代替孕前检查。一般体检主要包括肝功能、肾功能、血常规、尿常规、心电图等，以最基本的身体检查为主，但孕前检查主要检测的是生殖器官以及与之相关的免疫系统、遗传病史等。特别是在取消婚检（不是必须检）的今天，孕前检查能帮助你孕育一个健康的宝宝。因此，孕前检查对于每个准妈妈来说，尤为重要。

还有人认为，孕前检查的目的，就是看看父母有没有疾病。其实，这种认识是很狭隘的。因为孕前检查，从表现形式上来看是检查父母双方的身体健康情况，判断"可以要"或"不能要"。实际上，孕前检查更重要的意义是在于如何孕育出一个健康聪明的宝宝，不仅仅是"能"和"不能"的问题，而是给予父母在孕育方面的指导，让他们懂得如何调整到最佳状态，把最好的基因带给下一代，孕育出优秀的宝宝。在这个充满压力、充满竞争、自然环境污染越来越严重的社会，可以说，孕前检查是优生的基石。

准备生二胎的妈妈们，虽然有过一次生育的经验，但如今晚婚晚育的年代，大多数二胎备孕妈妈年纪都已经过了30岁，多在35岁左右，因此高龄这一因素必须考虑。孕前检查，不仅是对自己负责，对家庭负责，对社会负责，也是对宝宝的未来负责。

2. 孕前检查，掌握"最佳时间"

孕前夫妻双方进行健康检查是保证宝宝聪明健康的必要条件之一。通过孕前检查和专家的优生指导，可以使年轻的夫妇孕前了解自身的健康状况，排除妊娠高危因素，并对影响优生优育的因素进行干预，为优孕提供完备的条件，减少流产、畸胎及妊娠并发症的发生，从而实现优生。

一般来说，孕前检查的最佳时间是在准备怀孕前的3~5个月进行。孕前3个月左右，可以考虑检查风疹病毒、巨细胞病毒、微小病毒、弓形虫、乙肝病毒等妊娠后会严重影响胎儿的感染源。不仅要检查病毒的 IgM 抗体，还要检查 IgG 抗体，两个的意义不同。前者表明正在感染，后者表明已经感染。

☞ 孕前检查，要"慎重"选择医院

不论是孕前体检、优生咨询还是孕期的体检、保健以及最后分娩，选择医院都是不可缺少的重要环节。一家设备先进、服务良好的医院，一位业务精湛、医德高尚的妇产科医生更有利于顺利生产；医院护士、医院地点等，也是需要考虑的问题。怎样才能选一家最称心如意的医院呢？

1. 医院是否正规，医生是否专业

所谓的安全性，就是从技术上讲要过硬。一定要去正规大医院或正规专科医院，还要注意了解、比较医院妇产科的医疗和服务水平，是否提供人性化的孕期医疗保健服务。这可以咨询身边的朋友或通过网络查询，甚至也可以直接到备选医院直接咨询专科医生，根据自身对怀孕分娩过程中的疑问，看看医生的回答是否能让你感到信任。

2. 医院环境是否舒适，医生是否热情

环境的舒适程度很直接就能判断，可以先考查一下备选医院的环境，检查和就诊区域之间的距离是否很近，就诊区域的环境是否拥挤，是否舒适等。另外，由于准妈妈孕期容易焦虑不安，所以要考查一下医生、护士的态度是否热情。如果医生或护士态度冷淡，甚至是不耐烦，就会影响到准妈妈的心情，沟通起来也会不顺畅。

3. 交通是否方便

交通的便利性也是不可缺少的，每次孕检产检时路上是否堵车严重，到医院后停车是否便利等问题都应考虑。若是经常堵车，容易耽误检查时间和项目，还会影响准妈妈的休息和心情等。

☞ **受孕前需注意的问题**

1. 是否患有长期的疾病

假如你患长期病，例如糖尿病或癫痫，在你打算怀孕之前就应告诉医生，医生可能要更换给你治疗所用的药物。因为这些药物可能对胎儿有影响，或者会使你较难受孕。

2. 是否正在或曾经服用避孕药

若你想要受孕，此前就要完全停止服用避孕药，使身体恢复到正常的月经周期。最好等到有 3 次月经周期后再怀孕，在此期间可用避孕套或子宫帽。如果在规律的周期尚未重新建立前就受孕的话，比较难算出婴儿的预产期。

3. 夫妻俩有无遗传性疾病的家族史

有些疾病是遗传的，例如血友病及囊性纤维变性。如果你丈夫的近亲中，有患遗传性疾病的人，就有可能传给你的婴儿。在你打算怀孕前先去看医生，必要时医生会介绍你去咨询遗传学专家，他能估计出你妊娠的危险性有多少。

4. 在工作中是否接触到化学品、铅、麻醉剂或 X 线

这些都会影响你受孕的机会，或者给胎儿带来危害，所以要告知医生。在你怀孕前调换一个较为安全的工作是合乎情理的，或者至少要尽量避免这些危害。你一旦怀孕了就应有进一步保护自己的措施。如果你的职业包含抬举重物，医生会建议你调动工作。现在医学上认为电视、电脑对胎儿无确定损害。

5. 是否有足够的运动

为了保持身体健壮，你应有目的地进行某些运动，例如，每周至少有 1～2 次慢跑或游泳。

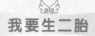

6. 饮食是否有益健康

如果你吃的是由丰富的新鲜食物合理搭配而成的饮食，将会增加你受孕的机会，并且也会孕育一个健康的婴儿。

☞ 清除隐患，做全面的孕前体检

准爸妈在确定要宝宝之后都应去医院做一次全面的孕前体检，并根据体检结果调整自身的健康状态，以清除健康隐患，怀上一个最棒的宝宝。

1. 准妈妈孕前体检项目

检查一：生殖系统

检查内容：通过白带常规筛查滴虫、真菌、支原体衣原体感染、阴道炎症，以及淋病、梅毒等性传播疾病。

检查目的：是否有妇科疾病，如患有性传播疾病，最好先彻底治疗，然后再怀孕，否则会引起流产、早产等危险。

检查方法：普通的阴道分泌物检查，多数女性不会有什么感觉，但是检查时放松能让你不那么敏感。

检查对象：所有育龄女性。

检查时间：孕前任何时间。

检查二：脱畸全套

检查内容：包括风疹、弓形虫、巨细胞病毒三项。

检查目的：60%～70%的女性都会感染上风疹病毒，一旦感染，特别是妊娠头三个月，会引起流产和胎儿畸形。

检查方法：静脉抽血。

检查时间：孕前三个月。

检查对象：所有育龄女性。

检查三：肝功能

检查内容：肝功能检查目前有大、小功能两种，大肝功能除了乙肝全套外，还包括血糖、胆质酸等项目。

检查目的：排查母亲患有肝炎。如果母亲是肝炎患者，怀孕后会造成胎儿早产等后果，肝炎病毒还可直接传播给孩子。

检查方法：静脉抽血。

检查对象：育龄夫妇。

检查时间：孕前三个月。

检查四：尿常规

检查内容：包括尿的颜色、透明度、酸碱度、红细胞、白细胞、上皮细胞、管型、蛋白质、比重、尿胆原、胆红素、亚硝酸盐、隐血、酮体及尿糖定性。

检查目的：有助于肾脏疾患的早期诊断，10个月的孕期对母亲的肾脏系统是一个巨大的考验，身体的代谢增加，会使肾脏的负担加重。

检查方法：查尿。

检查时间：孕前三个月。

检查对象：育龄女性。

检查五：口腔检查

检查内容：如果牙齿没有其他问题，只需洁牙就可以了，如果牙齿损坏严重，就必须拔牙。

检查目的：排查口腔疾病。比如孕妇在孕期牙齿要是痛起来了，考虑到治疗用药对胎儿的影响，治疗很棘手，受苦的是孕妈妈和宝宝。

检查对象：育龄女性根据需要可能进行的检查。

检查时间：孕前6个月。

检查六：妇科内分泌

检查内容：包括卵泡促激素、黄体生存激素等6个项目。

检查目的：月经不调等卵巢疾病的诊断。

检查方法：静脉抽血。

检查对象：月经不调、不孕的女性。

检查时间：孕前。

检查七：ABO 溶血

检查内容：包括血型和 ABO 溶血滴度。

检查目的：避免婴儿发生溶血症。

检查方法：静脉抽血。

检查对象：女性血型为 O 型，丈夫为 A 型、B 型，或者有不明原因的流产史。

检查时间：孕前三个月。

检查八：染色体异常

检查内容：检查遗传性疾病。

检查目的：排除遗传性疾病。

检查方法：静脉抽血。

检查对象：有遗传病家族史的育龄夫妇。

检查时间：孕前三个月。

2. 准爸爸孕前体检项目

准爸爸的健康决定了宝宝的一半健康，所以准爸爸最好也能在孕前 5～6 个月和准妈妈一起做个体检。不过，跟准妈妈的孕前体检不一样的是，准爸爸孕前检查的重点是精液。

◎方法：精液可以通过手淫或戴避孕套的方法获取，在获取精液时需要注意以下事项：

在采取精液的前 3～7 天应暂停性生活。

采集瓶应洁净、干燥。

采集的精液必须是全部精液，不可丢失一部分，并于采集后 2 小时内送检。转运途中应维持于体温状态。

◎目的：通过精液检查得知准爸爸精子的数量、活动能力、形态、存活率等，以判断性功效的强弱。同时，可辅助诊断男性生殖系统疾病。

☞ 生殖系统检查不可小视

准妈妈一旦将怀孕计划提上日程，首先必须检查生殖系统，以便清除一切可能影响胎儿生长发育的不利因素。

1. 生殖系统检查的内容

◇外阴部检查

· 方法：直观。正常外阴，阴毛呈尖端向下，三角形分布，大阴唇色素沉着，小阴唇微红，会阴部位无溃疡、皮炎、赘生物及色素减退。已婚女性处女膜有陈旧性裂痕，已产妇处女膜及会阴处均有陈旧性裂痕或会阴部可有倒切伤痕。

◇白带常规检查

方法：取阴道内白带。正常阴道分泌物（即白带）呈蛋清样或白色糊状，无腥臭味，量少，但于排卵期及妊娠期增多。如有异常，白带会增多，呈豆渣或脓状，色黄，有腥臭味，并伴有局部瘙痒、烧灼感等。这时医生会根据患者的描述情况做详细的记录，并做白带常规化验，以确诊是否患有阴道炎、宫颈炎等妇科疾病。

◇宫颈检查

方法：阴道镜或阴道 B 超。正常的女性宫颈在 B 超下查看是一种平坦的、粉红色的，其外观类似口腔内膜。如检查时发现异常，医生会根据检查结果详细描述宫颈糜烂的程度（轻、中、重），以及赘生物的大小、位置等。

◇子宫及附件检查

方法：妇科 B 超。通过妇科 B 超可以及时检查出子宫肿瘤、盆腔炎等。

2. 生殖系统检查的注意事项

检查的前一天晚上不要行房，因为男方的精液和安全套上的杀精剂都可能出现在第二天的化验样本中，干扰医生的判断。

☞ 预防妊娠牙龈炎

准妈妈孕前最好去医院做一次口腔检查，如口腔有问题，应治愈后再怀孕，因为怀孕会使准妈妈的口腔疾病增多，而孕期接受 X 线的检查、麻醉药和止痛药等都会对胎儿不利，所以准妈妈应在孕前做个口腔检查，以确保牙齿健康，避免后患。

1. 引发妊娠牙龈炎的原因

孕期牙龈炎主要是由于准妈妈体内的孕激素增多，使牙龈毛细血管扩张、弯曲，弹性减弱，血液淤滞等原因而引起的。口腔卫生差、有牙垢、牙齿排列不整齐和喜欢张口呼吸等因素也容易导致准妈妈发生妊娠期牙龈炎。

2. 妊娠牙龈炎的症状

孕妇牙龈炎症可发生于个别牙或全口牙，以牙间乳头处最明显，前牙区重于后牙区。以牙龈色鲜红或暗红，极度松软光亮，轻触容易出血，有时甚至自动出血为特征。一般无疼痛症状，但重症者龈缘可有溃疡和假膜形成，有轻度叩痛。牙齿可出现松动，龈沟加深。

3. 孕前看牙医主要解决的问题

拔除不正常的智齿，以防智齿冠周炎及其并发症的发生。

清除牙石，可以减少孕期（黄体酮增多期）牙龈炎、牙周炎的发生发展。

治疗龋病、楔状缺损、死髓牙、牙髓炎、根尖炎，以防牙槽脓肿的发生。

如果经检查牙齿没有问题，则只需洗牙就可以了。

4. 孕前怎样进行口腔保健

每次进餐后都需要漱口，有条件的还可以刷牙。

牙刷只能清除牙齿表面 70% 的细菌，使用牙线可彻底去除齿缝间牙菌斑和食物残渣，有条件的准妈妈可以养成使用牙线清洁牙面的好习惯。

选用含氟牙膏或氟化物漱口液、氟化物涂膜等预防龋病。可多喝矿泉水，它是氟的天然来源。

患有龋齿的准妈妈应选用抑制细菌的牙膏，或服用适量的维生素 D，维生素 D 具有抗菌及限制釉质的无机盐排出。

注意均衡饮食，多吃富含维生素 C 的水果和蔬菜，多喝牛奶。

使用不含蔗糖的口香糖清洁牙齿，如木糖醇口香糖，在餐后和睡觉前咀嚼一片，每次咀嚼至少 5 分钟，对于牙齿和牙龈健康是很有帮助的。

☞ 检测孕激素水平很重要

孕激素是卵巢分泌的具有生物活性的主要激素，特别是在怀孕过程中，它扮演着非常重要的角色。可以说，如果孕激素出现问题，会比较难以受孕，即使怀孕，也会发生流产、早产。所以，准妈妈孕前完全有必要检测一下孕激素水平。

1. 如何检测孕激素水平

检测孕激素最直接的方法就是去医院抽血，医生会通过检查血清来判断准妈妈孕激素是不是正常。当然，准妈妈也可通过测量基础体温来判断孕激素水平，主要是测量排卵后的基础体温。排卵后体温上升应维持在 14 天左右，上升幅度应大于 0.5℃，否则应视为孕激素水平低下。

2. 如何治疗孕激素不足

孕激素水平低的时候，可以进行药物治疗，比较常用的中药是女性宝胶囊，西药是黄体酮注射液以及绒毛膜促性腺激素等。不过，不管是中药还是西药都必须在医生指导下服用或注射。千万不能擅自用药，用药不当

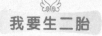

或超过一定用量，反而会使子宫内膜变薄甚至萎缩。

除了使用药物治疗孕激素不足外，在日常生活中也可通过饮食调养来起到辅助的治疗作用。日常生活中保持规律的作息以及和谐的性生活有利于平衡内分泌，刺激孕激素的分泌。同时在饮食方面应该注意多选择那些植物性雌激素较为丰富的食品，如大豆、小麦、黑米、扁豆、葵花子、茴香、洋葱等，不仅易得而且安全，可适量多吃。

☞ 孕前卵子检查

如今，大多数医院开展了对卵子进行检测的项目。卵子质量优还是劣，生育的"土壤"是"肥沃"还是"贫瘠"，只需要 3 分钟，就能轻松得出结果。特别是以下 5 种女人，在孕前一定要对卵子进行检查。

1. 吸烟、喝酒、失眠、饮食无规律者

香烟的毒性可以直接作用于卵子，使你提早进入绝经期，长期吸烟更会伤害身体的整个激素系统，影响卵巢的功能。喝酒、失眠、饮食无规律会给女性生殖健康带来严重的负面影响，导致卵子质量和受孕能力双双下降。

2. 年龄超过 35 岁者

对于男性来说，精子每一个月就会更新一次，而对女人，从一出生开始，卵子就与女人随身相伴，生活方式、环境、年龄都会影响卵子的质量。从女人的生理规律来说，生育能力最强在 25 岁左右，30 岁后缓慢下降，35 岁以后迅速下降。

3. 经期性生活者

经期性生活可刺激机体产生抗精子抗体，引发盆腔感染、子宫内膜异位等，降低卵子活力。

4. 人工流产者

人工流产后妊娠突然中断，体内激素骤然下降，从而影响卵子生存的

内环境，影响卵子的质量和活力。

5. 有性传播疾病者

性传播疾病患者大多有盆腔炎，破坏女性输卵管功能，使卵子活力大为降低。

☞ 做血铅含量检查

血铅是指血液中铅元素的含量，超过了血液铅含量的正常值，如果铅含量过高，就提示发生了铅中毒。铅中毒会引起机体的神经系统、血液系统、消化系统的一系列异常表现。

1. 准妈妈血液中铅含量高影响胎儿健康

未来的宝宝健康都和准妈妈血液中的铅含量密切相关，准妈妈一旦进入孕期，其体内的血铅就能很容易地通过胎盘进入胎儿血液中，导致胎儿的先天性铅中毒。胎儿先天性铅中毒会对其神经系统的发育产生极大的危害，特别是对新生儿听觉、视觉的功能损害更大。另外，先天性铅中毒的胎儿在出生后其身高、体重、智力发育与正常儿童相比，都非常落后。而且，对于成年人来说，如果血铅偏高，会出现头痛、烦躁、失眠、眩晕、腹痛、恶心、呕吐等症状；也有报道认为，相当一部分女性不明原因的不孕可能是铅超标所致，血铅超标还会增加流产、早产、胎膜早破、死胎的可能性。

2. 铅从哪里来

铅通过 3 种途径进入人体：消化道、呼吸道、皮肤。那么铅主要来自哪里呢？

◎汽车尾气。这是铅污染的最大元凶，汽车尾气排出的铅广泛分布在大气和土壤中。

◎家庭装修。粉刷墙面和家具的颜料、油漆含铅量很大。铸铁的自来水管、PVC 水管等物品中，都含有不同程度的铅。

◎饮食。松花蛋、爆米花（不包括微波炉制作的）等都含有铅，某些铁皮罐头由于焊接的原因会有部分铅渗入食物。

◎化妆品。因为含铅的化合物能使颜色更持久，被广泛应用于口红、指甲油、眼影、粉饼、染发剂中，通过皮肤进入人体。

◎生活环境。居住地在闹市区、靠近化工厂或炼油厂等地区，会造成一定程度的血铅升高；经常接触油墨印刷品的人，血铅有可能升高；在美容、冶金、蓄电池、陶瓷、油漆、石油等行业工作的女性，也是血铅容易超标的人群。

3. 准爸妈孕前要进行血铅含量检查

铅对人体的危害是不可估量的。不仅孕妇体内含铅超标会影响胎儿，父亲体内含铅也会影响胎儿，因为铅对精子和卵子有致畸作用。因此，建议年轻夫妇准备要孩子时，一定要做血铅测定。特别是从事石油、冶金行业、蓄电池行业、装潢行业的人员及汽车售票员等铅中毒的高危人群，则更应做血铅测定。

只有血铅浓度正常（＜100 微克/升）时，才可怀孕。如果血铅含量高就要先排铅，再测定，直到血铅浓度正常了，才可以准备受孕。这样才能孕育出一个聪明、健康的宝宝。

4. 如何降低铅中毒的概率

◎居住。购买远离交通要道的楼盘，尽量不要住在路边，应远离车辆较多的地方。

◎装修。尽量少用油漆涂料，必需的话，选用高品质产品。

◎生活。不用彩釉餐具，勤洗手，尽量减少染发。尤其要注意的是，铸铁的自来水管、PVC 水管等物品中，都含有不同程度的铅，清晨使用自来水时，要先放 3～5 分钟，冲去水管中的铅。

◎饮食。蔬菜水果尽量多冲洗，能削皮就削皮；多吃酸性食物，鱼、肉、蛋、禽及富含维生素 C 的蔬菜和水果，如油菜、卷心菜、苦瓜、猕猴桃、枣等可促进排铅。不吃或少吃高铅的食品，如松花蛋、老式爆米花，少喝易拉罐饮料。多吃奶制品等富含钙的食物，多吃瘦肉、黑芝麻等富含铁的食物，多吃肉类、海产品、坚果、粗粮等富含锌的食物。

另外，海带中的碘质和海藻酸能促进铅的排出；大蒜和洋葱头中的硫化物能化解铅的毒性作用，它们都堪称驱铅食品。绿茶中含有茶多酚，可以促进有毒物质包括铅的排出。

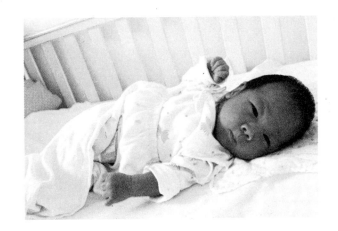

7. 孕前咨询及防治

通过遗传咨询可以了解：双亲中一方有遗传病或先天畸形，后代发病的概率有多大；已生育过一个遗传病患儿，下一代的再发概率有多大；对原发性闭经、先天性智力低下的夫妇所生后代的预测。专家建议，以下这些夫妇，应找专家咨询。

☞ 35 岁以上的高龄产妇

资料表明，染色体偶然错误的概率在接近生殖年龄后期时明显增高。因为自女性一出生，卵巢里就储存了她一生所有的卵细胞，当其年龄越大时，卵细胞就相对老化，发生染色体错误的概率也随之增加。因此，生育染色体异常患儿的可能性也就相应增加。

☞ 双亲之一为平衡易位染色体携带者

如果通过染色体检查，查出夫妇一方是平衡易位染色体携带者时，可以考虑不生育或在妊娠后进行产前遗传学诊断，以防止患病儿的出生。

☞ 有习惯性流产史的夫妇

据统计资料表明，有习惯性流产史的孕妇体内染色体异常的概率比一般人高出几倍。如果妇女有连续自然流产史，其丈夫往往也有相似的遗传性缺陷。这样胎儿就从亲代那里继承了缺陷基因，其患遗传病的可能性是正常胎儿的 2 倍。据此，医学家们认为，母体内的生物化学敏感性也许可以辨别出胎儿的遗传缺陷，这样胎儿就从亲代那里继承了这种缺陷基因，因而这种神奇的自然法则力量，可以自然流掉不合格的胎儿。所以，有习惯性流产史的夫妇，再次妊娠前应先认真做好体格检查及遗传咨询。

☞ 已生育过"先天愚型儿"的母亲

已生育过先天愚型患儿的母亲，其第二个孩子为先天愚型患儿的概率为 2% ~ 3%。已生过一个常染色体隐性代谢病患儿（如白化病、先天性聋哑、侏儒等）的孕妇，下一胎的风险率可能为 25%。

☞ 遗传咨询包括夫妻双方

人们通常把关注的焦点集中在母亲身上，但父亲的健康也很重要，只有父亲健康，精子才能健康。如果精子或卵子任何一方有严重缺陷，精卵都不能结合形成胚胎。如果只是轻微缺陷，则可能会形成一个不健康的胎儿。因此，遗传咨询的对象应当包括夫妇双方。在许多情况下，染色体检查可以给我们一些帮助，通过检查结果能够预测出胎儿发生畸形的危险程度。不过不用太过担心，这是一个简单无痛苦的检查方法。只要从口腔中刮取一些细胞，然后在显微镜下进行检查就可以了。

由于遗传病种类繁多、遗传方式多样、对后代的影响也各不相同，因此遗传病患者在考虑生育时，应该进行遗传咨询，在咨询医生指导和帮助下，做出正确的选择。

可能会遗传下一代的疾病需要控制治疗，而有些疾病虽然未必会遗传，却可能给准妈妈和胎儿带来危险。所以，为了生育健康宝宝，准妈妈在孕前就要调养好身体，将疾病治愈后再怀孕。

☞ 让好"孕"来得更安心

受孕应该在男女双方都处于精力旺盛、体格强壮、身心放松的条件下进行为好。这样能保证为胎儿的健康发育创造良好的环境。值得注意的是，在夫妻任何一方患病时期，应该避免受孕。

怀孕如同孕妇用自己的身体为夫妇双方的胎儿提供一片成长的沃土，女性身体状况对受精卵的着床与胎芽的健康成长产生直接影响。如女性在怀孕前患有贫血或营养不良，怀孕后会直接阻碍胎儿在孕妇体内健康生长与发育，生活中常见到孩子出生时体重过低、贫血与营养不良、脑发育不全等大多是上述原因造成的。因此，妊娠前应彻底治好以下疾病：阴道炎、结核病、心脏病、肾脏疾病、高血压、肝脏疾病、膀胱炎、肾盂肾炎等，待身体完全康复后，在专科医生的指导下怀孕。

同样的道理，男方如患有肝炎、肾炎、前列腺炎、结核、精子质量异常等疾病时，也应暂时避孕，待疾病完全治愈，恢复健康后再考虑怀孕，未来胎儿的健康才有保证。

对于生殖器官存在异常而尚未经过矫治，患有性病未经过诊治或尚未治愈，都会对生育及后代健康构成威胁，比如淋病，夫妇间可相互传染，双方生殖器感染对胎儿都有影响，对女性影响更大。所以，应等疾病治愈后再受孕。否则不仅不利于优生，而且对自身健康有影响。

☞ 孕前贫血要彻底治愈后再怀孕

贫血是孕期常见的并发症之一。孕期贫血最常见的是缺铁性贫血，巨幼红细胞贫血较少见，再生障碍性贫血则极罕见。妇女怀孕后，血浆增加，较红细胞增加相对要多。因此，血液被稀释，孕妇贫血的诊断标准也相对降低。当血红蛋白在每升100克以下，红细胞数在每升350万以下时，即可诊断为贫血。原有贫血的妇女妊娠后会加重贫血。

1. 贫血对怀孕的影响

贫血对准妈妈及胎儿都有很大危险。一般血红蛋白降至8克时为轻度贫血，如果降至每升60克以下则为重度贫血。孕妇贫血容易并发妊娠高血压综合征，而且情况也较严重。重度贫血时，会出现心情、气短、呼吸困难、贫血性心脏病，甚至发生心力衰竭。

分娩时由于贫血常常发生宫缩乏力，导致产程延长而需手术助产，产后易发生出血性休克。由于贫血，红细胞输送氧气的能力下降，胎儿宫内缺氧，生长发育迟缓，容易发生流产、早产、低体重儿或死胎。

2. 预防和治疗

怀孕后要定期做产前检查。如发现贫血，尽快请医生查明贫血的原因和类型，以便有效地进行治疗。

孕妇饮食中应多吃些含铁质食品，但要注意到，仅从食物中补充是不够的，很难达到妊娠期所需要的量。一般主张从怀孕 4 个月开始，应每日补充铁剂，常用的有硫酸亚铁等。对已患有缺铁性贫血的孕妇，如不能耐受口服铁剂，可改用针剂注射，同时配合使用维生素 C 或稀盐酸等以利于铁的吸收。

血红蛋白低于每升 60 克时，可少量多次输血或输红细胞。对巨幼红细胞性贫血，除了补充新鲜蔬菜和动物肝类食品外，需要给予叶酸和维生素 B12 治疗。

对于再生障碍性贫血患者，如果医生认为可以继续怀孕，则需要反复少量输血，并注意保持口腔、皮肤的清洁卫生，以防感染。

☞ 孕前带下病要防治

狭义的带下，是指女子阴道的分泌物，古有"十女九带"之说。它有生理性带下与病理性带下之分。生理性带下正如专家所言："女子生而即有，津津常润，本非病也。"病理性带下，指阴道内分泌物异常增多，或色、质、味发生改变，或伴有某些症状，即所谓带下病。

中医学认为"带下俱是湿症"。因带下病的特征是带下量多，带下为阴湿之物，故带下病多属湿邪为患，脾肾内虚和冲任二脉失于固约是主要病机。脾主运化水湿，脾虚运化失职，水湿内停，下注任带，可发为带下病；而肾为水脏，主五液，开窍于二阴，主封藏，又与任脉相系，任主诸阴，其脉起于脉中，如肾阳不足，命门火衰，寒湿内聚，伤及任脉，发为带下之疾；或肾阳虚，关窍不固，精液下滑，也可造成带下病；若肾阴亏耗，阴虚火动，封藏失职，津液下夺，伤及任脉，也能成为带下病。如何防治和调节带下病，是每位准备受孕的女性们必须了解的。

1. 注意调理饮食

饮食不节可造成脾虚而致带下，如过食辛辣（姜、椒之类）、刺激性较强的食物，或饮烈性酒类，脾经湿热蕴结，损伤任、带二脉，以致黄色秽浊之液下注；相反，若过食生冷，损伤脾胃，不能化湿，水湿之气也陷而为带。

2. 节欲益肾

房事不节，纵欲无度，是产生肾虚带下的主要原因，故本病的预防首先应节制性生活。一般以每周 1~2 次为宜。

3. 调摄情志

赤带的产生与肝郁火旺关系密切，而导致肝郁的最主要因素是情志不畅。女子与男子相比，心胸较窄，多好计较小事，邻里的语言、公婆的表情、丈夫的态度等，都可引起女子的情绪变化。明白了情志不畅可以致病的道理后，应胸怀宽阔，识大局，顾大体，以理智控制自己的感情，这样肝郁而导致火旺的因素即可以消除。

4. 夫妇同治

有的带下病是因滴虫、真菌性阴道炎所致，丈夫的生殖器及尿道中存留的滴虫及真菌，可以通过性交而进入女子阴道，从而引起滴虫、真菌性带下病，故除夫妇的内衣均应常换洗外，每次性交前，双方应先将生殖器官用肥皂水洗净后，方可行事。一旦女方发现病理性白带，就应夫妻俩一同去医院诊治。

☞ 孕前阴道炎，防治是关键

真菌性阴道炎病原体为白色念珠菌，一般认为主要由肛门部传来，与手足癣疾病无关。据统计约10%非孕妇及30%孕妇阴道中有此菌寄生，无明显症状。当阴道内糖原增多，酸度增高时，最适合念珠菌繁殖引起炎症，故多见于孕妇、糖尿病患者及接受大量雌激素治疗者。长期应用抗生素，改变了阴道内微生物之间的相互制约关系，也易使念珠菌得以繁殖而引起感染。

其临床表现为外阴瘙痒、灼热痛，症状严重时坐卧不宁，痛苦异常，典型白带呈白色稠厚豆渣样。检查时可见小阴唇内侧及阴道黏膜上附着白色膜状物，擦除后露出红肿黏膜面。急性期还可能见到白色膜状物覆盖，并有受损的糜烂面及表浅的溃疡。医生检查分泌物中找到白色念珠菌，即可确诊。

真菌性阴道炎的患病妇女，若孕前治疗不及时或治疗不彻底，妊娠后可对胎儿造成损伤。在怀孕早期，真菌毒素可直接进入宫腔，影响胚胎分化和发育，导致胎儿发生畸形。怀孕晚期感染，常引起胎儿发育迟缓，大脑发育不全或新生儿黄疸，但以新生儿鹅口疮多见。

患白色念珠菌阴道炎的孕妇，为避免感染新生儿，应进行局部治疗。孕期念珠菌阴道炎易反复发作，须反复治疗，有时治疗需持续至怀孕8个月。

孕期为了保护母体健康及胎儿安全，必须注意产道卫生，注意外阴清洁，不可用热水烫洗，不可用高锰酸钾液坐浴，洗澡应选择淋浴，避免孕期感染。

☞ 孕前盆腔炎，防治是关键

盆腔炎是育龄女性的常见病和多发病，表现为子宫内膜炎、输卵管炎、输卵管积脓、卵巢炎等多种疾病。如果子宫内膜存在炎症，怀孕后很容易发生流产。

如果孕前存在慢性盆腔炎，长期不愈容易造成输卵管粘连，形成输卵管狭小甚至闭塞等变形，这样就不能使精子或受精卵顺利到达子宫腔着床。卵巢功能受到损害后，容易发生月经失调，这些都是导致不孕的重要因素，因此孕前要注意防治。

孕前最好先去做一下妇科检查，观察盆腔有无慢性炎症。如果存在慢性炎症，孕前应积极进行治疗。

注意加强营养和锻炼身体，提高身体的免疫力，同时配合医生进行药物和物理治疗，一般来说病情会得到很大改善。

生活中注意卫生，避免生殖器官发生感染。月经期禁止性交，以免意外怀孕而不得不人工流产或药物流产，为生殖器官感染增添隐患。

☞ 孕前宫颈糜烂，防治是关键

宫颈糜烂容易造成经久不孕。炎症细胞的侵蚀会使宫颈黏液发生明显改变，变得黏稠并含有较多炎性细胞，导致精子活力降低。在通过宫颈时，精子容易被吞噬细胞吞噬或被细菌毒素所破坏，导致生育能力下降。

那么，孕前患有宫颈糜烂后，该如何进行防治与护理呢？

在准备怀孕前积极治疗疾病，中、重度宫颈糜烂的女性最好在宫颈病变好转后再怀孕，这样不仅利于受孕，而且也有利于分娩。

如果是轻度宫颈糜烂，可以采取局部用药治疗。除了月经期外，每晚睡前将栓剂从阴道口送入阴道顶部，连用 10 天为 1 个疗程，需要治疗 3 ~ 4 个疗程才可见到效果。

☞ 膀胱炎、肾盂肾炎，孕前早防治

1. 膀胱炎

女性尿道较短，尿道口距阴道口、肛门较近，细菌容易进入膀胱，引

起膀胱炎，也有的波及肾盂引起肾盂肾炎。

膀胱炎容易复发，特别是在孕期，阴道分泌物增多，就更容易复发了。患过膀胱炎的人，孕前一定要到医院检查，确定治愈后方可怀孕。

膀胱炎的症状主要有尿频、尿急、尿痛、残尿感等，怀疑患有膀胱炎的女性，应及时到医院检查、治疗，以免引起肾盂肾炎。平时应注意勤换内裤，以保持外阴清洁，大便后由前向后擦，可预防膀胱炎发生。

2. 肾盂肾炎

急性肾盂肾炎是妇女常见的泌尿系统疾病之一。孕期发病率高，如果治疗不彻底，往往形成慢性肾盂肾炎，甚至发展为肾衰竭。本病多在怀孕5个月以后发病，多见双侧或右侧。该病对母婴影响较为严重，应引起高度警惕。

首先，孕期雌、孕激素的分泌量增加，特别是孕激素，抑制输尿管及肾盂的平滑肌，使其扩张，蠕动减弱；其次，膨大的子宫压迫盆腔段输尿管，使尿流不畅。因子宫常向右侧旋转，故右侧输尿管扩张及扭曲更为明显。此外，孕中期后，盆腔淤血明显，增大的子宫将膀胱向上推移，容易产生排尿不畅，而且孕妇尿中含有较多的葡萄糖、氨基酸等营养物质，有利于细菌生长。

由于尿液引流不通畅，又因女性尿道短，尿道口与肛门靠近，所以很容易感染，细菌沿尿路上行，或经血循环及淋巴管引起感染。也有细菌由邻近肾脏的组织直接蔓延引起。孕期或产后导尿，也是重要的诱发因素。致病菌以大肠杆菌最为多见。

◇肾盂肾炎对怀孕的影响

怀孕会使全身的血容量逐渐增加。因此，孕前患有肾病，孕后肾脏的负担就会比正常孕妇更为加重，容易导致病情恶化，甚至发生肾衰竭。怀孕中晚期比正常孕妇更容易诱发妊娠高血压综合征，使肾脏损害加重。

由此，影响胎盘功能，造成胎儿发育迟缓，还易使胎儿在子宫里缺氧而难以成活，出现流产或死胎。

该病对孕妇及胎儿均有较大危害，高热可引起流产或早产。如果在怀孕早期发病，高热可使胎儿神经管发育障碍而致畸形，无脑儿的发生率远远高于正常孕妇。孕妇则可因高热而衰竭，约有3%可能发生中毒性休克而危及生命。

所以，最好是在肾病治愈之后再怀孕。这样，对自己的身体和胎儿都有利。

◇预防和治疗

如果曾经患肾炎，经过治疗已经基本痊愈，孕前尿化验蛋白仅微量或偶尔出现"＋"，并肾功能已经恢复正常，血压稳定，可以与医生商议妊娠。

一旦怀孕必须加强监护，特别注意保健，如注意休息并增加卧床时间，饮食上应摄取丰富的蛋白质和维生素。整个孕期都要有医生监护，以便及早发现妊娠高血压综合征，及时采取控制措施。

如果患有慢性肾炎并伴有高血压，或蛋白尿"＋＋"以上，不仅怀孕后容易造成胎儿死亡，而且会更加重肾脏功能的损害，一旦怀孕会很危险。因此，病情未得到一定程度的控制时不适宜怀孕。

怀孕后应注意外阴部清洁，每天清洗，大便后应由前向后擦。平时多饮水可起到冲洗尿路作用。多进食营养丰富和含有多种维生素的食物。定时产前检查，一旦发现问题，及时正确地进行治疗。

在卧床休息时，可左右轮流侧卧，以减少子宫对输尿管的压迫。

☞ 孕前糖尿病要防治

糖尿病是一种常见的内分泌代谢缺陷性疾病，其发病与遗传因素有密切的关系，通常认为是遗传和环境因素相互作用而诱发的。医学资料分析表明，夫妻双方均患糖尿病时，其子女患病率为5%～10%。但实际上，夫妻双方均患糖尿病的概率是很少的。因此，一般患糖尿病的妇女是可以怀孕的，但是，怀孕对糖尿病以及糖尿病对怀孕的影响是比较复杂的，究竟能否怀孕或怀孕后有什么后果应该及时请教医生。

1. 怀孕对糖尿病的影响

◎心血管系统。糖尿病晚期对心血管系统及肾脏都有严重影响。因此，怀孕后常使病情加重，并且容易并发妊娠高血压综合征（比正常孕妇高4倍）、脑血管意外和胎盘早期剥离。

◎胎儿和羊水。患有糖尿病的孕妇，其胎儿有先天畸形的概率比正常孕妇高10倍，所以应在血糖控制到理想水平后再怀孕为好。此外，糖尿病孕妇的胎儿比正常孕妇分娩的胎儿要大，往往超过4000克，称为"巨大儿"。这样就容易发生难产。

◎加重病情。患有糖尿病孕妇的新陈代谢复杂，故对糖尿病的控制也较困难，发生酸中毒的概率比非妊娠期增加2～3倍，直接危害母子安危。

◎免疫能力下降。糖尿病患者，白细胞的多种功能有缺陷，所以，其吞噬、杀菌作用明显下降，抗感染能力差，孕期、产时生殖泌尿系统极容易感染，严重者会发展为败血症。

◎产时并发症多。糖尿病孕妇由于不能充分地利用糖，能量不足。因此，分娩时子宫收缩乏力，使产程进展缓慢，导致滞产，且容易发生产后大出血。

2. 孕前控制糖尿病

如果糖尿病没有得到控制就妊娠，怀孕后，孕妇及胎儿都有危险。该病引起的问题大部分发生在妊娠期的前3个月，或者是妊娠前13周。妊娠时机体内胰岛素的需要增加，对糖尿病有影响，测一下血糖就能发现这一点。多听医生建议，至少在糖尿病得到良好控制2～3个月之后，才能妊娠，这样能使流产的概率降至最低。

最好在孕前使肾脏和血压方面的问题得到控制。这就可能需要一天查好几次血糖。以往的记录表明，患糖尿病的孕妇在得到良好控制后，妊娠

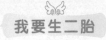

通常都很顺利。

3. 糖尿病孕妇的注意事项

◎适当控制饮食。孕妇除了满足自身营养外，还要提供胎儿发育所需营养，故不应过分限制热量。全天食物可分成 4~6 次进食，晚上睡前要有一次，以保证血糖稳定。原则上轻者可适当控制糖类的低盐饮食，保持尿糖阴性或阳性，血糖 6.1~7.7 毫摩尔/升，能从事日常活动而无饥饿感，并给予维生素、钙及铁剂。重症者尚需药物治疗。

◎孕期不宜口服降糖药。由于目前常用的碘脲类降糖药如甲碘丁脲等可通过胎盘进入胎儿体内，刺激胎儿胰岛增生，分泌过多胰岛素，致使胎儿出生后发生低血糖，有时还会危及生命。此外，这类药物还可引起肢体及骨骼畸形和唇裂、腭裂。

◎正确使用胰岛素。怀孕期间饮食控制血糖不够理想者，可在医生指导下，使用胰岛素治疗。怀孕前半期，胰岛素用量应减少30%左右；后半期，胰岛素用量应较孕前增加约2/3；但在临产或产后，对胰岛素的需要量又显著下降。所以，要根据妊娠不同时期的特点，在医生指导下调整用量，以便控制病情。

◎加强产前检查。每 1~2 周做一次产前检查。其内容包括眼底、肾功能、心血管系统以及 B 型超声波、胎盘功能、胎儿生长情况等项目检查。

◎提前住院待产。一般在预产期前 4 周左右住院，以便更好地控制病情，防止胎死宫内及胎儿过大导致的难产，可以从容选择分娩方式。

☞ 孕前高血压要防治

高血压患者怀孕后易患妊娠高血压综合征，而且症状严重，多见于年龄较大的产妇。孕前血压控制不理想者，最好不要怀孕，该病对母婴影响较严重，应引起警惕。为了在孕前保持正常血压，应按医生的指导和处理，采取利尿、降压方式进行治疗。如果对自己的血压不清楚，怀孕前一定要找医生测量。

1. 高血压对怀孕的影响

怀孕前有高血压史或在怀孕 20 周以前检查发现血压高，血压超过 17.3/12.0 千帕（130/90 毫米汞柱）持续 24 小时以上，病情较重者，眼底有不同程度的小动脉痉挛、动静脉压迫、视网膜渗血或出血，怀孕后常并发妊娠高血压综合征，血压增高，出现蛋白尿及明显水肿，常出现一些合并症，如心力衰竭、肾衰竭；因胎盘供血不足及血管病变，怀孕不能顺利到达足月，会出现流产、早产、胎儿宫内生长迟缓及胎死宫内。

如果血压只是轻度升高，在医生的建议下适当注意休息，低盐饮食，进行药物调整，还是可以怀孕的。如果高血压已经持续一段时间，并且产生了一些并发症，就要暂缓怀孕，密切监测身体状况，待血压及并发症控制好后再考虑怀孕。

2. 怀孕合并高血压孕妇的注意事项

◎注意休息、营养、低盐饮食，避免过度疲劳、睡眠不足、精神压抑。每周测血压 1～2 次。

◎并发妊娠高血压综合征者应住院积极治疗。

◎预产期前 2 周住院待产。

◎病情严重者，应终止怀孕。一般在怀孕 34 周后出现并发妊娠高血压综合征症状者，可采用保守治疗到 36 周后终止怀孕；如患者血压高压达 26.7 千帕（200 毫米汞柱），应终止怀孕，以防发生颅内出血。并发妊娠高血压综合征出现越早，病情越重，越到怀孕后期越危险。

☞ 孕前肝脏病，防治是关键

肝脏病主要见于急性病毒性肝炎，是严重危害人类健康的传染病，包括甲型、乙型、丙型、丁型及戊型 5 种类型。

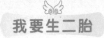

1. 怀孕对肝炎的影响

怀孕后肝脏负担加重，非常容易感染病毒性肝炎，如原有肝病可使病情恶化，加之孕期需要的营养物质增加，怀孕和分娩的负担加重，故孕期患肝炎后很容易转变为慢性。

2. 肝炎对怀孕的影响

◎对母体的影响。怀孕早期妊娠反应加重，怀孕晚期并发妊娠高血压综合征者可达30%，妊娠高血压综合征引起的子宫胎盘严重缺血或肝炎病毒形成的免疫复合物均可激活凝血系统，导致弥散性血管内凝血（DIC）。肝炎使凝血因子合成功能减退，分娩时容易发生产后出血，甚至出血不止而死亡。

◎对胎儿的影响。怀孕早期可使胎儿畸形率增加2倍，怀孕晚期早产及围生儿死亡率均明显升高。黄疸型肝炎的早产率高达40%～90%。

◎母婴传播。乙型肝炎病毒母婴传播为重要途径，可通过子宫内经胎盘传播，分娩时经软产道接触母血或羊水传播，产后接触母亲唾液或汗液，以及母乳喂养时通过乳汁等传播，故怀孕晚期患急性肝炎的孕妇，约70%的婴儿发生感染；怀孕中期婴儿感染率为25%；怀孕早期婴儿无感染。围生期感染的婴儿85%～90%将转为慢性病毒携带者。

3. 肝炎患者如何对待怀孕

急性病毒性肝炎的育龄妇女必须避孕，待肝炎痊愈后至少半年，最好2年后怀孕。若已怀孕，孕早期以做人工流产为宜。怀孕中晚期一般不主张终止妊娠，因为手术、麻醉均可增加肝脏负担，应立即到条件好的医院进行保肝治疗，由产科和传染科医生共同监护。但在各种治疗无效、病情继续进展时，则应考虑终止妊娠。

4. 肝炎患者的预防措施

预防乙型肝炎病毒在围生期的传播，对控制肝炎流行有重要意义。

◎提高保健意识。肝炎流行地区的孕妇应注意加强营养，按孕期营养标准进食，增强体质，降低及杜绝对肝炎病毒的易患性。

◎加强围生期保健。重视孕期监护，怀孕早、中及晚期反复检查肝炎病毒抗原抗体系统，提高肝炎病毒的检出率，早发现、早治疗。

◎乙肝免疫预防。目前世界各国对乙型肝炎表面抗原（HBSAg）或核心抗原（HBeAg）阳性孕妇所分娩的新生儿，多采用被动免疫和主动免疫相结合的方法，以切断乙型肝炎的母婴传播。

◎主动免疫法。HBsAg 阳性母亲所生婴儿，于出生后 24 小时内或 7 天内、1 个月、6 个月各接种 1 次疫苗，每次 30 微克。

◎被动免疫法。新生儿出生后立刻肌注或 24 小时内肌内注射高效价免疫球蛋白 1.5 毫升，出生后 1 个月、3 个月再注射 0.16 毫升，用于乙肝急性期或恢复期（不论 e 抗原 + 或 −）孕妇所生婴儿。

◎联合注射。高效价乙肝免疫球蛋白（HBIG）0.5 毫升，于出生后 24 小时内肌内注射；乙肝疫苗 0.5 毫升（10 微克）与 HBIG 同时或出生后 7 天内另侧肌内注射。此后 1 个月、6 个月各注射 1 次。其保护率 85% ~ 93%，是目前推荐使用的方法。

5. 治疗中应注意的问题

◎积极进行护肝治疗。注意休息，保证营养，补充蛋白质、葡萄糖及 B 族维生素、维生素 C、维生素 K1，遵医嘱选用护肝药物。孕期密切监护，警惕病情恶化。

◎用药要谨慎。避免应用可能损害肝脏的药物，如四环素、镇静药及麻醉药。

◎预防感染。产时严格消毒，并用广谱抗生素，因感染可诱发肝性脑病甚至直接致死。

☞ 孕前便秘，防治是关键

因女性具有特殊的生理特点，怀孕后特别容易得便秘，孕期便秘不仅会给准妈妈带来生理上的痛苦，还容易造成毒素堆积，毒素被吸收到血液里会影响胎儿发育，更严重时还会诱发慢性病。因此准妈妈在孕前就要全面改善肠道环境，防治便秘。

1. 防治便秘有方法

◇养成良好的饮食习惯

饮食一定要均衡，不能偏食，五谷杂粮以及各种水果蔬菜都应该均衡摄入，多吃芹菜、韭菜、莲藕、紫菜、芝麻、海带、黄豆、大豆、圆白菜、瓜果等含粗纤维量高的食物，以刺激肠道蠕动，增大肠道内容物体积而使便量增加，促进排便。

很多女性有吃零食的习惯，可经常吃一些改善便秘症状的零食，如核桃、酸奶、烤紫菜、青梅干、香蕉和咖啡等，都具有增加肠道蠕动的作用。提醒一点，少量食用咖啡和香蕉时可促进排便，但过量食用反而会引起便秘。另外，不要食用辛辣燥热食物，这些食物会加重便秘的症状。

◇一定要记得喝水

有很多人只要不渴就不喝水，其实当你感觉到渴时，身体已经缺水很长时间了。缺水也会引起便秘，所以，准妈妈一定要改正忙起来就顾不上喝水的不良习惯。可有的人喝了水并没有改善便秘，因为，喝水需要技巧，即应每天在固定的时间大口大口地喝水，使水来不及在肠道吸收便到达结肠，这样才有利于粪便松软，易于排出。如果水喝得很慢，就容易被胃吸收到血液中，成为尿排出体外。最佳的补水方法是，每天早晨空腹饮水 1000 毫升（两大杯），胃不好的人可喝温水，长期坚持会形成早晨排便的好习惯。

◇平时多运动

运动可使肠道产生刺激波，促进肠肌蠕动。因此，每天不要久坐不动，可每隔 1~2 小时起来活动一下身体；每周要抽出一定时间，坚持做两三次健身运动。

◇ 养成定时排便的习惯

准妈妈一定要养成定时排便的习惯，一旦有便意不要忍，要及时蹲厕所。只要连续几次在某个时间点如厕，慢慢就会形成习惯，以至于每天到这个时候就会产生便意，肠胃自然畅通了。另外，要注意不要养成如厕时看报或看书的习惯，一蹲就是小半天。如厕看书报不但会使排便意识受到抑制，而且会失去直肠对粪便刺激的敏感性，久而久之会引起便秘。

2. 防治便秘的小窍门

将蜂蜜和白醋用 1:4 的比例调和，每天早饭前 20 分钟喝，每天午饭、晚饭后马上喝。注意，蜂蜜一定要是纯的蜂蜜，没有添加任何其他成分；白醋也是，米酿的才行。如果觉得比较难喝，可以用水将其冲淡（胃不好不要喝）。

每天早餐后 1 杯酸奶，可缓解便秘。另外，苹果和香蕉也有治疗便秘的作用，可每天吃 1~2 个（根），不宜吃太多，否则会起反作用。

每天晚上围绕肚脐顺时针按摩 100~200 次，3 个月后便秘即可消失。

☞ 孕前痔疮，治愈后再怀孕

痔疮是最常见的影响人类健康的疾病之一，人们常说"十人九痔"，痔疮易于发病是由解剖生理方面的基础决定的。

由于直肠的静脉无防止血液回流的瓣膜——静脉瓣，血液易于淤积而使静脉扩张，并且直肠静脉的壁薄、位浅，末端的直肠黏膜下组织又松弛，均易导致静脉扩张。此外，由于习惯性便秘、妊娠、前列腺肥大及盆腔内有巨大肿瘤等，都使直肠静脉血液回流发生障碍，从而形成痔疮。女性由于妊娠，机体分泌的激素易使血管壁的平滑肌松弛，增大的子宫压迫腹腔的血管，这样会使孕妇原有的痔疮加重或出现新的痔疮。因此在怀孕前应积极治疗痔疮。

孕前无痔重在预防，要做到生活规律，养成良好的饮食习惯和排便习惯。

防止便秘，保持大便通畅。饮食方面应多吃粗粮、豆类、蔬菜、水果等富含纤维素的食品。纤维素能增加肠蠕动、通便、排除肠道有害物质和致癌物质，对习惯性便秘者更为适宜。早起床和吃好早饭能促进排便，所以最好养成每天早上定时排便的习惯。一般认为早上起床后喝一杯凉开水能刺激胃肠运动，防止便秘。各种体育运动，如做体操、跑步、打太极拳、做深呼吸运动等，都有益于防止便秘。有排便感时不要忍着不去大便，因为这样最容易引起习惯性便秘。排便时不要看书报，久蹲不起，或过分用力。

及时治疗肠道炎症和肛门周围炎症。不要大量饮酒以及吃辣椒、芥末等刺激食品。便后用柔软的纸擦净肛门。便后或临睡前用温水坐浴片刻，洗净肛门，对预防各种肛门病都非常有益。肛门不适时，也可用1∶10 000浓度的高锰酸钾温开水坐浴。

避免久坐、久站，及时治疗心、肺、肝脏等全身性疾病。

每日早晚做两次提肛运动，每次做30回，对防治痔疮颇有益。

☞ 孕前精索静脉曲张，防治是关键

精索静脉是由来自睾丸和附睾的静脉丛汇合而成的。由于解剖特点的差异，精索静脉曲张大多见于左侧阴囊内。

临床医生认为，精索静脉曲张是引起男性不育的一个重要原因，男性不育中有30%~40%是由于精索静脉曲张引起的。精索静脉曲张后，由于精索静脉内血流淤滞，可使阴囊内温度升高，影响精子生成；睾丸、附睾的血液循环受到影响，其所需要的营养和氧气供应缺乏，影响了精子发生；由于阴囊内局部温度升高、睾丸的供血和供氧不足，影响睾丸曲细精管内间质细胞的内分泌功能，干扰精子发生；精索内静脉反流血中存在有损睾丸功能的物质，如来自肾脏和肾上腺的激素类物质，如皮质醇、儿茶酚胺以及毒性代谢产物，可抑制睾丸生精功能。

由于精索静脉曲张会对受孕有一定的影响，故孕前应该加强预防和治疗。

1. 控制性冲动过于频繁

由于精索静脉曲张的发生与性冲动旺盛及性器官经常过度充血有关，因此，控制性冲动过于频繁对于预防本病非常重要。

2. 避免尿道、生殖道发生感染

生活中注意外阴卫生和性生活卫生，勤换内裤，避免发生尿道、生殖道感染。

3. 定期找专科医生复查

在屏气后才可摸到静脉团者，建议每年复查 1 次；在睾丸上看不到但却能在睾丸上摸得着静脉团者，建议每半年复查 1 次，以防病情发展。

4. 必要时采取手术治疗

如果精索静脉曲张已引起睾丸萎缩，特别是婚后不育，精液质量明显下降者，最好听从专科医生的意见，必要时采取手术。临床表明，经过治疗后，50%～80%的患者精液质量得到改善，30%～50%的患者已使妻子怀孕了。

☞ **孕前用药应谨慎**

孕前因病或其他原因服药时，也要特别注意。因为一些药在体内停留和发生作用的时间比较长，有时会对胎儿产生影响。还有一些妇女怀孕之后身体没有明显变化，也不出现妊娠反应，自认为没有怀孕，于是完全不考虑所服的药品是否会对胎儿产生影响，结果无意之中伤害了脆弱的胎儿，留下了终身遗憾。为了防止上述情况的出现，在计划怀孕前 3 个月就应当慎重地服药。

如果经过慎重考虑，认为需要在某月怀孕，那在受孕月的前 6 个月就应当停服避孕药品，因为避孕药中含有影响精子和卵子质量的激素，为了保证高质量的精子和卵子结合，必须排除各种不利的干扰因素。

抗组胺药、起解热镇痛作用的阿司匹林等药物，不宜长期服用。

为治疗贫血而服用铁剂时，在准备怀孕前，要同医生商量，了解是否会对胎儿产生影响。

由于药物而导致胎儿畸形，有相当一部分是在还未发现妊娠的时期导致的，所以，在准备怀孕前的一段时间内，用药就要格外谨慎。用药前要了解某些药物在体内停留的时间以及是否会对数月后的怀孕、胎儿的形成及发育带来影响，最好能够认真地请教医生或有关专家。

☞ 孕前用哪些药物会影响优生

大家一般不注意妊娠前母亲用药对胎儿的危险性，以连续的关系看，有些药物在孕前使用对胎儿也有一定的影响，如胎龄第一周死亡或胚胎细胞数减少等可造成流产、畸胎、死胎及智力障碍。

1. 比较明确有害的药物

◎四环素类药物：可导致胎儿骨骼发育障碍、牙齿变黄。

◎链霉素和卡那霉素：可导致先天性耳聋、肾脏损害。

◎氯霉素：可抑制骨髓功能，导致新生儿肺出血。

◎磺胺类：可导致新生儿胆红素脑病。

◎阿司匹林或非那西汀：可导致骨骼畸形、神经系统或肾脏畸形。

◎巴比妥类：可导致胎儿的手指或脚趾短小，鼻孔通连，精神萎靡。口服苯巴比妥（片）、司可巴比妥（胶囊）、戊巴比妥钠（片）、异戊巴比妥（片），注射的苯巴比妥钠都属于此类。

◎各种激素：孕妇持续大量或小量服用肾上腺糖皮质激素可引起死胎、早产、腭裂以及无脑儿等畸形。因此，怀孕期间绝对不能服用此类药物。最好是先请医生检查，如果可以停药，也应至少停药 3 个月以后再怀孕，以免使妊娠受到影响。

2. 用药可能会出现的后果

药物引起染色体损害，如奋乃静、氯丙嗪和致幻药等。

细胞毒性作用，如硫唑嘌呤、环磷酰胺。

麻醉性气体可能使早产、自发性流产及先天性畸形增多。

诱发排卵的药可能带来多胎妊娠。

经动物实验表明，父亲若在受精时错误用药，可能导致胎儿体重减轻，新生儿死亡率增加。可能是药物存在于精液内，引起受精卵发育改变或直接影响遗传物质。

☞ 使用外用药物不可太大意

准妈妈孕前和孕期不仅要慎用内服的药物，外用的药物也不可粗心大意，因为一些外用药能透过皮肤被吸收进血液，引起胎儿或乳儿中毒，造成胎儿或婴幼儿神经系统器官的损害。一般需慎用的外用药如下：

1. 杀癣净

主要成分是克霉唑，多用于皮肤黏膜真菌感染，如体癣、股癣、手足癣等。动物实验发现它有致胚胎毒性作用，虽然临床上未见明显不良反应和畸变报道，但为了健康生育，此药应该慎用。

2. 达克宁霜

含硝酸咪康唑，一般均有局部刺激，如果皮肤局部较为敏感，易发生接触性皮炎，或者因局部刺激发生烧灼感、红斑、脱皮起疱等。用药时如出现上述反应，应及时停用，以免皮损加重或发生感染。

3. 百多邦软膏

是一种抗生素外用软膏，在皮肤感染方面应用较广泛。但有不少专家认为，妊娠期最好不要使用该药。因为此膏中的聚乙二醇会被全身吸收且蓄积，可能引起一系列不良反应。

4. 阿昔洛韦软膏

属抗病毒外用药，对人体细胞 DNA 聚合酶也有抑制作用。

5. 氢化可的松类药

准妈妈若大面积使用或长时期外用时，可造成婴儿肾上腺皮质功能减退，并能通过透皮吸收，小剂量分布到乳汁中。

此外，这类药还可造成女性闭经、月经紊乱，所以想生育的女性最好不用。

☞ 建好防感染"隔离墙"

每个准备做妈妈的人都希望在孕育宝宝的 10 个月里平平安安，不受疾病的打扰。虽然说加强锻炼、增强机体抵抗力是根本的解决之道，但针对某些传染性疾病，最直接、最有效的办法就是注射疫苗。

目前，我国还没有专为准备怀孕阶段的女性设计的免疫计划。但是专家建议有两种疫苗孕前最好能注射：一是风疹疫苗；另一个是乙肝疫苗。准妈妈一旦感染上这两种疾病，病毒会垂直传播给胎儿，造成严重的后果。

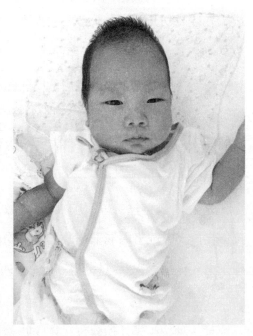

1. 风疹疫苗

许多先天性畸形都是由于风疹病毒感染所致。如果想在孕期避免感染风疹病毒，目前最可靠的方法就是接种风疹疫苗。但切不可在怀孕之后才进行接种。

风疹病毒可以通过呼吸道传播。有 25% 的早孕期风疹感染的女性会出现先兆流产、流产、胎死宫内等严重后果，也可能会造成婴儿先天性畸形、先天性耳聋等不幸。因此，如果在妊娠初期感染上风疹病毒，医生很可能会建议做人工流产。

最好的预防办法就是在怀孕前注射风疹疫苗。

注射时间：至少应在受孕前 3 个月注射。因为注射后大约需要 3 个月的时间，人体内才会产生抗体。

效果：疫苗注射有效率在 98% 左右，可以达到终身免疫。

2. 乙肝疫苗

我国是乙型肝炎高发地区，被乙肝病毒感染的人群高达 10% 左右。母婴传播是乙型肝炎的主要传播途径之一。一旦传染给孩子，就有 85% ~ 90% 的人会发展成慢性乙肝病毒携带者，其中 5% 在成年后会转化成肝硬化或肝癌。因此还是及早预防为好。

注射时间：按照"0、1、6"的程序注射。即从第 1 针算起，此后 1 个月时注射第 2 针，在 6 个月的时候注射第 3 针。加上注射后产生抗体需要的时间，至少应在受孕前 9 个月进行注射。

效果：免疫率可达 95% 以上。免疫有效期在 7 年以上，如果有必要，可在注射疫苗五六年后加强注射 1 次。

3. 其他疫苗

还有一些疫苗可根据自身的需要，向医生咨询，然后做出选择：

◎甲肝疫苗：甲肝病毒可以通过水源、饮食传播。而妊娠期因为内分泌的改变和营养需求量的增加，肝脏负担加重，抵抗病毒的能力减弱，极易感染。因此专家建议高危人群（经常出差或经常在外面吃饭者）应该在孕前注射疫苗防病、抗病。

注射时间：至少应在受孕前 3 个月注射。

效果：免疫时效可达 20 ~ 30 年。

◎水痘疫苗：早孕期感染水痘可导致胎儿先天性水痘或新生儿水痘；

如果怀孕晚期感染水痘可能导致孕妇患严重肺炎甚至致命。

注射时间：至少应在受孕前3个月注射。

◎狂犬疫苗：属于事后注射疫苗，也就是在被动物咬伤后再注射。在早孕期尽量避免注射狂犬疫苗。只有在被动物咬伤极为严重的情况下，在征求妇产科医生的意见后，才能考虑注射。

注射时间：被动物咬伤后立即注射第1针，而后第3天、第7天、第14天、第30天各注射1针。

8. 警惕高龄备孕"拦路虎"

☞ **高龄"孕妈"拦路虎**

高龄产妇生二胎本身存在很大的风险，其中造成大龄女性受孕困难的身体原因主要包括以下三个方面：

拦路虎一：卵子质量随着年龄的增长有所下降

卵子老化也会给生育带来问题，那就是覆盖在卵子周围的透明带会随着时间的增长变厚，从而阻挡精子进入，导致受精机会下降。

拦路虎二：子宫内膜容受性随着年龄的增长逐渐变差

随着年龄越来越大，容易出现子宫内膜异位、子宫颈液体的减少等症状，这都会影响受孕的概率。

拦路虎三：卵巢的储备能力随着年龄的增长逐渐下降

还在胎儿期的时候，女性卵巢内的原始卵泡数量是最高的，青春期开始后，卵泡数量随着每一个周期的消耗，会越来越少。人类身体并没有从无到有地生产卵泡的功能。随着年龄的增长，卵巢内的原始卵泡或者卵巢皮质内的其他重要组织被过度消耗或者破坏，会导致卵巢储备的异常下降或者过早下降。这样的情况叫作卵巢储备功能不足，也是导致不孕的原因。

☞ 高龄"孕"爸拦路虎

女性在生育一胎之后，往往会面临身材变形、发胖等问题，实际上男性也同样存在这一问题，甚至比女性更严重。看，爸爸们的大肚腩，这可不利于备孕二胎哦！

拦路虎一：肥胖

在肥胖的男性体内，贮存着许多有害化学物质，比如我们常见的六六六、滴滴涕等有机氯农药和致癌化学物多氯联苯在脂肪中都可以找到。此外，肥胖者往往更加怕热，对于睾丸内的精子更是一种威胁。如此不健康的身体环境，精子又怎么能够健康发育呢？

应对方法：运动锻炼是王道。

保持适当的锻炼是男性预防肥胖的最佳方法。男性在婚后就应该选择1~2项适合自己身体的运动方式，以增强心脏功能，使心肌更厚实，肌肉纤维更丰满，心脏收缩更有力，提高血管功能，改善微循环功能。

拦路虎二：偏食

似乎很多人都认为，女人更喜欢挑食偏食。其实不然，男性中间也存在很大一部分偏食者，只是他们作为男性，没有对外说出这一特征而已。精子的生成需要优质蛋白质、钙、锌等矿物质和微量元素、精氨酸、多种维生素等。如果长期挑食偏食，饮食中缺少这些营养素，就容易影响到精子的数量和质量。

应对方法：均衡饮食更健康。

男性在日常生活中，应该均衡摄入各种营养。如多吃富含优质蛋白质的食物：深海鱼虾、牡蛎、大豆、瘦肉、鸡蛋等。海产品不仅污染程度低，还含有促进大脑发育和增进体质的 DHA、EHA 等营养元素，对准爸爸十分有益。精子质量差的不育男性，可遵医嘱服用合适的营养品。

拦路虎三：烟酒

对于男性来说，不管是平时的社交还是工作应酬，似乎烟酒都成为了一种工具，看似潇洒，其实是男性生殖健康的头号杀手，也是导致众多男性无法当上爸爸的罪魁祸首。烟草中存在几十种毒害物质容易造成精子畸形率大幅度增加、精子活性低下；而酒精则会影响胎儿智力发育，可致低能儿。

应对方法：远离烟酒好备孕。

不管何种借口，想要备孕二胎，烟酒必须远离。专家建议，因为精子有大概90天的生长周期，男性想要顺利怀孕，至少应该提前3个月至半年进行准备怀孕。有足够长的时间，才能把体内受烟酒影响的精子排出来。

· 拦路虎四：高温

实际上，男性体温普遍比女性高。但男性睾丸最适合的温度是35℃，如果睾丸长时间处于持续高温状态，会影响精子的生成。有些男性酷爱穿紧身牛仔裤或者长时间进行骑自行车等运动，其实反而不利于精子活力。

应对方法：别让高温伤了"精"。

想要怀上二胎，准爸爸们还是把紧身牛仔裤都收起来吧！同时，远离持续高温环境，不要选择过于激烈的运动，少骑自行车，少泡热水澡，不蒸桑拿浴等。而对于厨师、冶金工业、建筑工地、电焊工等高温作业者，应该更加注意日常降温。建议停职半年后再进行生育。

☞ 高龄妇女备孕注意事项

1. 一旦打算要孩子最好尽早受孕

在做出要孩子的决定后就不要再拖延下去了，否则身体的组织不断地在老化，卵子的活力也越来越低，直接影响胚胎的质量。

2. 积极治疗身体存在的一些疾病

35岁以后妊娠患各种疾病的概率较大，不仅会影响受孕，在妊娠后也会使自身和胎儿的健康、安危受到很大影响。因此，怀孕之前一定要先进行积极的治疗，彻底治愈后再怀孕。

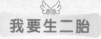

3. 准备怀孕前去做健康检查

高龄妊娠的女性，身体发生异常的概率比年轻女性要大，因此，在准备怀孕时先去医院做一下全面的健康体检，包括丈夫在内。如果存在异常应先积极治疗，把身体调整到健康状态。

4. 每天保持充足的睡眠

充足的睡眠可以提高身体的免疫力，增强器官组织的功能，特别是生殖系统，有助于形成优质的受精卵。

5. 做充足的营养准备

每天注意补充新鲜蔬菜、水果、鸡蛋、牛奶、瘦肉等富含优质蛋白的食物，做好营养储备，充足而优良的营养有助于提高卵子的质量。

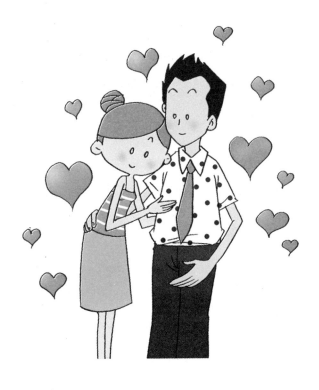

轻松备孕篇

1. 制订适合的怀孕计划

"好的开端是成功的一半"，提前制订一个妊娠计划，不仅可以增加受孕机会，而且也是拥有一个健康聪明宝宝的最佳保证。

☞ 为孕育做个简单的规划

决定为家庭再添加一名成员之后，准爸妈可以坐下来一起将怀孕至产后要做的事情列举出来，以便周到而从容地度过整个漫长的孕期，并有条不紊地处理宝宝出生后要面临的一切事务，既照顾好自己和宝宝，又不影响正常的生活和工作。孕前几大要事，你们做好了吗？

先来检查一下孕前需要注意的几件要事，准爸妈有没有落实，如果都做好了，就安心地迎接宝贝的到来吧！

1. 定下怀孕的大致时间，并据此安排好整个孕产期内的事务，如工作、旅游等。

2. 做好体检，接受专业的孕前指导再怀孕，确保准妈妈是在健康的状态下孕育宝宝。

3. 务必戒掉不利于胎儿生长发育的坏习惯。

4. 找个合适的时机向公司讲明自己怀孕的事实，做好工作调整，以免耽误工作，也能获得公司的好感。

☞ 孕期计划早准备

1. 制订孕期各个阶段的运动计划，确保自己每走一步都保持在最佳状态。

2. 做好孕期的营养计划，给准妈妈和胎儿提供全面的营养。

3. 选择口碑好、技术过硬的医院，因为你孕期前后都要和他们打交道。

4. 系统学习孕期知识，争取孕育最优质宝宝；了解孕期常见不适，提早预防，并学会正确的处理方法。

☞ 生男生女顺其自然

有很多夫妇想生第二胎是希望大宝有个伴，也希望享受四口之家的天伦之乐。但是不能否认，还是有许多家庭生二胎是想生个儿子（或者女儿）。也就是说，对于二胎的性别是有期望的。

一男一女的子女组合固然是所有人都期望的，然而既然决定要生第二个宝宝，首先要抱着顺其自然的心态，不可听信民间的偏方或者迷信，一定要咨询可靠的医院和专家。医学上建议，如果打算生育二胎，还有个问题要正确对待，这就是：生男生女不纠结。

众所周知，有的人重男轻女，不惜多次流产，严重损害了女性的身心健康；也有的人为多子多福，被双双开除公职；还有的为生儿子不顾身家性命等，不一而足。

因此，在子女性别的选择上，要树立正确的生育观，最好能顺其自然，健康为要！

☞ 优生要具备积极的生育态度

现实生活中，对待怀孕有些人顺其自然，有些人认为既然怀孕也就无可奈何，还有些人早就计划要二胎，现在怀孕了，当然很是欢喜。这几种不同的态度对妊娠的影响也将决然不同。

第一种情况是一切听之任之，怀孕本为自然的生理过程，既然结婚成家了，有孩子也是自然的，不惊慌，不恐惧，心态平和，倒也自在。第二种有些不愿意，又不愿做流产。这种无奈的心理不好，既然怀孕了，就得有积极的生育态度。第三种以乐观的心情迎接新生命的到来，宫内胎儿也会感觉到这种欢乐气氛而生长发育得更好。但是也得想到妊娠本身会有很多未知的问题存在，如流产、胎儿发育异常情况等，得有心理准备。

科学优生，二胎的生育应该建立在稳固的家庭婚姻关系基础上。既要照顾大宝的情绪和心理，也需要夫妻双方都愿意再有一个小宝宝，以欢乐、祥和的态度迎接新生命的到来，并全力创造必要的条件和融洽的家庭气氛。

2. 孕前饮食健康调控

☞ 进行综合饮食调整

如果准妈妈特别喜欢某些食物，则要进行调整。下面是一些综合的饮食调整的建议：减少人工甜味佐料，尽量选用新鲜天然绿色食品，避免食用含食品添加剂、色素、防腐剂的食品。各种腌制食品含致胚胎畸变的亚硝胺，千万不要吃。蔬菜应充分清洗干净，水果应去皮后再食用，以避免农药污染。在家庭炊具中应尽量使用铁锅或不锈钢炊具，避免使用铝制品及彩色搪瓷制品，以防止铝元素、铅元素对人体细胞的伤害。

逐渐远离咖啡因（每天 300 毫克咖啡因能使怀孕能力下降 27%）、汽水；停止饮酒或者只是偶尔喝酒；停止服用各种兴奋剂；如果吸烟，那么要戒烟。以上物质和不良习惯都会对即将孕育的宝宝产生危害。

虽然可以通过均衡的饮食来满足所有的营养需要，但如果出现过贫血症状，或有过节食减肥的经历，或是有体内脂肪堆积过多等营养失调现象，则要多加注意。从优生角度考虑，女性机体营养失衡会带来胎儿发育所需的某些营养素短缺或是过多，于优生不利。故女性在怀孕前应当对自己的营养状况作一全面了解，必要时也可请医生帮助诊断，以有目的地调整饮食，积极储存平时体内含量偏低的营养素。

☞ 孕前应停止辛辣和高糖食品

1. 过量食用辛辣食物

怀孕后，随着胎儿的慢慢长大，本身就可以影响准妈妈的消化功能和排便，如果始终保持着进食辛辣食物的习惯，一方面会加重准妈妈的消化不良和便秘或痔疮的症状，另一方面也会影响对胎儿营养的供给，甚至增加分娩的困难。因此在计划怀孕前3~6个月应停止吃辛辣食物的习惯。

2. 过量食用高糖食物

怀孕前，夫妻双方尤其女方，若经常食用高糖食物，可能会引起糖代谢紊乱，甚至成为潜在的糖尿病患者；怀孕后，由于体内胎儿的需要，准妈妈摄入量增加或继续维持怀孕前的饮食结构，则极易出现孕期糖尿病。孕期糖尿病不仅危害准妈妈本人的健康，更重要的是危及体内胎儿的健康发育和成长，并极易出现早产、流产或死胎。宝宝出生后，妈妈成为典型的糖尿病患者，而宝宝可能是巨大儿或大脑发育障碍患者，影响宝宝的健康成长。

因此，计划怀孕的夫妻，为了能够生一个健康的宝宝，怀孕前应调整好饮食结构。

☞ 补充准妈妈专属维生素

不要自行购买复合维生素、矿物质或中药来吃，因为可能会导致用药过量。如果维生素A等某些特定的维生素服用过量，会造成胎儿先天畸形。一般来说，最好在怀孕3个月以前，就要停止服用所有营养补充剂，开始摄取营养均衡的天然食物，并且每天服用一颗由医生指定的准妈妈专用复合维生素。

☞ 补充叶酸要趁早

在妊娠3个月以内，正值胎儿神经管发育关键期，给准妈妈补充足量的叶酸，可明显降低神经管畸形，使无脑儿与先天性脊柱裂胎儿发生率大大下降；可使胎儿发生唇裂或腭裂的危险减少50%；并且可降低发生早产及低体重新生儿的危险性。所以，准备怀孕的女性及怀孕早期时，注意摄食富含叶酸的食物十分必要。富含叶酸的食物有红苋菜、菠菜、生菜、芦笋、龙须菜、豆类、酵母、动物肝及苹果、柑橘、橙汁等，复合维生素中一般也含有叶酸。

☞ 孕前先排毒

人体每天都会通过呼吸、饮食及皮肤接触等方式从外界吸收"毒物"，天长日久它们在机体内蓄积，就会对健康造成危害。对于计划怀孕的女性，至少应在计划怀孕前半年戒烟戒酒、远离各种烟尘及有害物质包括放射性物质、重金属盐、亚硝胺等，并通过一定的方式进行排毒。

①多喝水：多喝水促进多出汗、多排小便，促进新陈代谢即是排毒。皮肤是人体最大的排毒器官，皮肤上的汗腺和皮脂腺，能够通过出汗等方式排出其他器官无法解决的毒素。

②快步走：在走路时加快速度，尽可能大地摆动和舒展手臂，就是最简单方便的排毒运动，它可以刺激淋巴、降低胆固醇和高血压。

③瑜伽：瑜伽是很好的排毒运动，能够帮助血液循环，润滑关节。通过把压力施加到身体各个器官和肌肉上，来内外调节身体，展开排毒行动。

④跳绳：淋巴系统能收集、筛检全身毒素，运送到淋巴结，再通过血液经由某一排毒器官排到体外。而弹跳可以刺激淋巴系统排毒，松弛紧张的情绪，降低胆固醇，改善循环和呼吸，甚至驱除人体致命的蜂窝织炎。

⑤游泳：游泳时水的浮力可以减轻人体90%的体重，释放关节压力，刺激淋巴排毒。

☞ 十种排毒食品

菊花茶是每天接触电子污染的办公一族应必备的茶。因为茶中的白菊具有去毒的作用，对体内积存的有害化学或放射性物质，都有抵抗、排除的功效。

荔枝有补肾益精、改善肝功能、加速毒素排除、促进细胞生成、使皮肤细嫩等功效。

燕麦滑肠通便，有促使粪便体积变大、水分增加，配合纤维促进肠胃蠕动，发挥通便排毒的作用。

苦瓜含有一种具有明显抗癌功效的活性蛋白质，能够激发体内免疫系统防御功能，增加免疫细胞活性，清除体内有害物质。

胡萝卜素有"小人参"之称，有养血排毒、健脾和胃的功效。与体内的汞离子结合之后，能有效降低血液中汞离子的浓度。

山药可调整消化系统，减少皮下脂肪沉积，避免肥胖，而且增加免疫功能。以生食排毒效果最好，可将去皮白山药和菠萝切小块，一起打成汁饮用，有健胃整肠的功能。

芦荟既能排毒又能补虚，能很好地清除肠道、肝脏毒素和清理血管，很好地刺激小肠蠕动，把肠道毒素排出去。

黑木耳是人体的"清道夫"，其中含有的植物胶质有较强的吸附力，可吸附残留在人体消化系统内的杂质，清洁血液，经常食用可以有效清除体内的污染物质。

海带是理想的排毒养颜食物，具有消痰平喘、排毒通便的功效。海带中的碘化物被人体吸收后，能加速病变和炎症渗出物的排出。

冬菇强心保肝、宁神定志，具有促进新陈代谢及加强体内废物排泄等作用，是排毒健身的优良食用菌。

☞ 糖过量会引发血糖症状

如同猫喜欢鱼的味道，甜味天生对人类有不可抵制的吸引力。甜味是如此诱惑我们的味觉，以致我们找到了专门的方法提取甜味物质。并把甜味物质与其他成分分离。比如浓缩糖。这些加工精炼的浓缩糖绝大多数在提纯过程中流失了维生素和矿物质，不仅如此，它们留在体内还会消耗一定量的维生素及矿物质。白面包、精白米、精制谷物等之所以不建议多食，道理也正在于此。

所有形式的浓缩糖，在体内都会快速释放能量。如果体内一时并不需要这么多能量，它们就会转化成脂肪贮存在体内。而且摄入浓缩糖越多，血糖就越不容易保持平衡，从而引发身体出现疲惫、易怒、失眠、抑郁、健忘、消化功能紊乱等血糖症状。

改掉嗜糖的坏习惯。记住，我们的天然生理结构所适应的食物不是树上结出来的，就是地里长出来的。

☞ 远离咖啡可乐等刺激物

早上醒来感到头脑昏沉的时候，我们非常渴望一杯香浓的咖啡。浓茶可以防止我们午后陷入昏昏欲睡无法自拔。它们通过刺激我们的身体分泌压力激素给我们需要的活力。久而久之，我们的身体、大脑习惯了对外部刺激的反应，而对天然的自身的兴奋物质反应迟钝。于是我们越来越多地感觉疲惫，需要越来越多的外部刺激。

这种连锁反应的后果就是我们的身体感觉失灵，最终导致身体无法合成那种让人感觉兴奋而充满活力的化学物质。随后，我们会变得冷漠、抑郁、疲惫、厌恶，像所有肆意干预自然的指挥棒一样，它遭到自然的强力抵抗，我们的身体功能开始紊乱。

☞ 远离有毒矿物质

没有人统计过那些有毒矿物质进入我们身体后会给我们的健康带来多大的损害，但是过量摄入铅、汞给人们带来的可怕影响足以令我们每个人触目惊心。

避免有毒物质的摄入对妈妈和宝宝的健康至关重要。只要我们加以留心和注意，就会发现，生活中我们有足够的时间和机会去接触有毒物质。

有毒元素的来源：

铝，影响大脑功能和记忆力，影响智力发育。来源：食品包装如铝罐、铝锅，油条、粉丝、粉皮、粉条等。

镉，大量积累造成宝宝体重偏低，脑容量小。来源：吸烟、加工食品中的精制谷类。

铜，可导致早产、流产、产后抑郁症。来源：铜水管、泳池、抗菌药。

铅，脑发育迟缓、智商低下，在死胎体内含量高。来源：绘画油彩、油漆尘屑、化妆品、汽车尾气。

汞，阻碍大脑正常功能，严重时使人发疯。来源：被污染的食品（鱼）、补牙材料。

☞ 远离食品添加剂

高脂肪、高胆固醇、高糖以及高精加工食品会增加生活习惯病的发病危险，快餐是把这"四高"集于一体的食品、它把我们的机体带入快速衰亡的进程。

快餐食品为我们节省了时间。然而，在时间就是金钱的当代，我们却正用着争分夺秒的速度摧毁着我们的健康。

我们喜欢食物有漂亮的外观、香浓的口感，喜欢它的方便、快捷，还可以保存足够长的时间。于是食品添加剂被大量地加入我们的食物。甚至某些食物与其所标示的名称本身根本毫无关系，完全是食品添加剂相互糅合的杰作。

如果妈妈们不能完全了解掌握食材的来源，为了宝宝和自己的健康，请躲开快餐，花些时间亲自烹饪。

☞ 避免食物过敏

医学研究就已经告诉我们，身体的某些不适反应，比如疲惫、易怒、紧张、焦虑、攻击行为、反应迟钝等，很可能是食物不适引发的过敏反应。

大多数食物过敏是由我们日常食物中的蛋白质引发的，所以占据过敏食物排行榜前列的很多竟是我们喜欢的日常食物，比如小麦制品、干酪、酸奶、鱼、鸡蛋、贝类等。

并不是所有容易引起过敏的食物都必须忌口。如果你感觉到不适，比如饮食后头晕、腹胀、消化不良、疲惫，很可能是你对某种食物过敏。找出它来，可以在严格忌口后，每隔4天适量吃一次，改变身体的过敏记忆，同时减少食物不耐症状的出现。

3. 孕前养生常识

传统的医学理论指出，人应顺应自然。随着春、夏、秋、冬的季节变换，人们通过调养护理，达到健康长寿的目的。准备怀孕的年轻夫妇，孕前也应遵守这一自然规律。

☞ 孕前女性春季养生堂

春天，是指从立春之日起，到立夏之日止，包括了立春、雨水、惊蛰、春分、清明、谷雨 6 个节气。春季，冰雪消融、万物复苏、柳丝吐绿，自然界阳气开始生发，到处充满欣欣向荣的生机，此时，又应当如何养生呢？

1. 宜养阳气

在春天、夏天，人们应注意对自己体内阳气的保养。何谓阳气？即通常人们所说的"火力"，也就是人体的新陈代谢能力。若火力不足，会出现畏寒、肢冷等症状。

保养阳气，需多吃点韭菜，韭菜虽然四季常青，终年供人食用，但以春天吃最好，正如俗话所说："韭菜春食则香，夏食则臭。"韭菜性温，最宜人体阳气。

2. 重在养肝

春天温暖的气候使人的活动量增加，新陈代谢亦将日趋旺盛。因而，在人体内，无论是血液循环，还是营养供给，都要相应加快、增多，以适应人体各种生命活动的需要。血液循环的加快主要在于血量的调节；营养供给的增加则重在消化、吸收。这些在中医看来，均与肝脏的生理功能有关。若肝脏功能失常，适应不了春季的气候变化，就会在以后出现一系列病症，特别是精神病及肝病患者，易在春夏之季发病。俗话说："菜花黄，痴子忙。"据统计，精神病发病率以 3～4 月最高，这是季节对机体影响的一种反映。中医所说的"春宜养肝"的道理就在于此。保养肝脏的方法很多，如春天不要过分劳累，以免加重肝脏的负担。

3. 春季防风温

风温病，包括现代医学所说的流行性、病毒性感冒等病。春天之所以强调要防风温，是因为此时由寒转暖，温热之邪即开始活动。如果平时身体虚弱，就会感受风热外邪而发生风温病。另外，若气候不正常，本来冬天该冷反而不冷，也容易发生风温病。根据民间经验，可用下述办法预防：

⊙在饮水中浸泡贯众，取未经加工的贯众 1 大块（约 500 克重），洗净，置于水缸或水桶之中，每月换药 1 次。

⊙在住宅内放置一些薄荷油，任其慢慢挥发，以净化空气。

⊙每天坚持做保健按摩，可选足三里、风池、迎香等穴位。

实践证明，前两种方法有一定灭菌作用，而穴位按摩法则能增强人体的免疫能力。对于准备怀孕的女性，还要尽量避免到人多、空气污浊的公共场所活动，同时，也要注意居室空气通风。

4. 加强健身

人们在春天要多参加一些体育健身活动。原因是春天人体阳气升发，气血因之有往外透达的趋势。此时，应经常活动身体，促使气血运行加快，以振作精神。为此，可到空气清新之处，玩玩球、跑跑步、打打拳、做做操，形式不拘，各取所好。但要注意的是，运动要适量，以运动后感

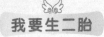

到精神健旺、身体松快舒服为度。

☞ 孕前女性夏季养生堂

夏季采取什么样的措施才能有益于身体健康，这是人们非常关注的问题。夏季烈日炎炎，雨水充沛，万物竞长，阳盛阴衰，用中医学的观点来看，无论是自然界还是人体，此时都是阳气盛于外。所以，夏季养生的一条基本原则是顺应夏季阳盛于外的特点，注意养护人体的阳气。

1. 起居方面

中医学认为，夏季作息，宜晚些入睡，早些起床为宜，以顺应自然界阳盛阴衰的变化。夏季"暑易伤气"，即炎热的天气易伤人体之气，使人出现气短、懒言、倦怠、头晕、胸闷、口渴等症状，所以劳动或运动，要避开烈日炽热之时，并注意加强防护。

最好在午饭后睡一会儿，一则可消除疲劳，二则避开炎热之时。每天洗1次温水澡是酷热盛夏最值得提倡的健身措施，这不仅能锻炼身体，而且能洗掉汗水、污垢，使皮肤清爽，消暑防病。

2. 饮食方面

即使在炎热的夏天，也不要吃太凉的食物，应吃温热一些的食物，因为寒凉饮食能伤害脾的阳气，造成腹胀、大便泻泄等脾气虚的症状。夏季最好少吃一些油腻的食物，多吃清淡易于消化的食物，如绿豆粥、红小豆粥、荷叶粥等，这些粥有的能清热解暑，有的能降低血脂。夏季是瓜果蔬菜的旺季，多吃营养丰富的西瓜、番茄、莴苣、扁豆等，对增强体质有一定作用。

3. 运动方面

夏天进行锻炼最好在清晨或傍晚较凉爽时进行，场地宜选择公园、河湖水边、庭院空气新鲜处。锻炼项目以散步、慢跑、太极拳、广播操为宜，有条件最好能到高山森林、海滨地区去疗养。夏天不宜做过分剧烈的运动，因为剧烈运动可致大汗淋漓，汗泄太多，不仅损伤人体阴津，也耗伤阳气。

☞ 孕前女性秋季养生堂

秋天养生，除了养阴以外，中医学还认为，人体五脏与五时相应，肺与秋天相应，即是说，秋天养生，尤其要注意养肺。

1. 常练"哂"字功

因为练"哂"字功可以养肺，并治肺脏诸病。早晨择空气清新之处，先调匀呼吸，缓缓以鼻吸入清气，当吸至最大限度时，再慢慢呼气。在呼气时，牙齿闭，并轻念"哂"字，待气全部吐出后，再用鼻子吸清气。上述一呼一吸，可连续做 30 次左右。经常练之，对呼吸气促、咳嗽痰盛诸症均有效果，更能调养肺气，预防感冒。

2. "秋冻"

俗话说：春捂秋冻。意思是入秋后加衣不要过早、过多，应适当减慢添衣的速度，让机体经受凉气的锻炼，增强耐寒能力。

3. 宜多摩鼻、浴鼻

不少人鼻腔黏膜对冷空气过敏，秋季一到，便伤风、流涕。除去必要治疗外，应常按摩鼻部，这是因为"鼻为肺窍"，是邪气侵犯肺脏的重要门户。

做法是：将两手拇指外侧相互摩擦，有热感后，用拇指外侧沿鼻梁、鼻翼两侧上下按摩 30 次左右，然后，按摩鼻翼两侧的"迎香穴"20 次。可增强鼻的耐寒能力，亦可治伤风、鼻塞不通。

4. 要谨慎起居

古人云，"早卧早起，与鸡俱举"，意思是在秋天，人们要早点睡觉，早点起床。因为秋天晚风凉肃，人由夏时而来尚不能完全适应，故而早卧，既顺应阳气之收，又避凉气入中。早起，使肺气得以舒展，且防收之太过。

☞ 孕前女性冬季养生堂

中医典籍《黄帝内经》有详细记载："冬三月，此为闭藏。水冰地坼，无扰乎阳，早卧晚起，必待日光，使志若伏若匿，若有私意，若已有得，去寒就温，无泄皮肤，使气亟夺，此冬气之应，养藏之道也。"这段话阐述了冬季生活起居及精神调摄的原则。也就是说，在生机潜伏、万物闭藏的冬季里，要养精蓄锐，使阳气内藏。

1. 重中之重防严寒

严冬，气温明显下降，有些人经不住天寒地冻而生病了。寒冷刺激引起的疾病可分为两种类型，一类是冷损伤，如冻疮；另一类是冷敏感，如寒冷性多形性红斑综合征等。治疗冷损害以防寒保暖为主，有时可服用一些活血化瘀、温里散寒的中药，如当归、红花、桃仁、附子、赤白芍等。平时还要参加体育活动，特别是加强手脚的活动，所谓"动则生阳"即是此意。若冬季骤然转暖，一些传染病就会流行，其中对人们威胁最大的莫过于流行性感冒。为了有效地预防流感，居室内部要经常通风，也可用醋熏房间。

2. 坚持冬季锻炼

冬日虽寒，仍要持之以恒进行锻炼，这是强壮身体的重要方法，但要避免在大风、大寒、大雪、雾露中锻炼。

3. 注意饮食调养

中医养生学认为，"秋冬养阴"。因此，冬季饮食的基本原则是"保阴"，像团鱼、木耳、藕、芝麻等皆是有益的食品，亦可有一定量的脂类。

要多吃点黄绿色的蔬菜，如胡萝卜、油菜、菠菜及绿豆芽，避免发生维生素 A、维生素 B_2、维生素 C 缺乏症。养生专家多提倡晨起服热粥、晚餐宜节食。

4. 起居要谨慎

冬三月，天地闭藏，在起居方面则要顺乎自然。中医经典著作《黄帝内经》认为，"早卧晚起必待日光"，意思是在冬天，人们应该早些睡，而晚点起，这是因为早睡，可养人体阳气、保持温热的身体；迟起，能养人体阴气。除起居作息合理安排外，还必须保持室内温度恒定。室温低则易伤肾之阳，而室温过高，室内外温差大，又很容易外感，还可引起很多其他疾病。

5. 精神宜平静

总的原则是要保持精神安静自如，含而不露，如像把个人隐私秘而不宣，又如得到久之渴望之珍品那样满足。严寒的冬天，常会使人触景生情抑郁不欢。科学证明，冬天确实会使人身心处于低落状态。

6. 冬季是女性养生的最佳季节

中医认为，冬令进补与平衡阴阳、疏通经络、调和气血有密切关系。在寒冷季节，更宜进行食补。这在改善营养状况，增强机体免疫功能等方面，更能显示出药物所不能替代的效果。可选用：粳米、籼米、玉米、小麦、黄豆、豌豆等谷豆类；韭菜、香菜、大蒜、萝卜、黄花菜等蔬菜；羊肉、狗肉、牛肉、鸡肉及鳝鱼、鲤鱼、鲢鱼、带鱼、虾等肉食；橘子、椰子、菠萝、荔枝、桂圆等水果。

4. 男性备孕杀精凶手

随着韩剧《来自星星的你》的热播，"炸鸡啤酒"风靡一时，许多店家纷纷推出了买炸鸡送啤酒的活动，同时聚餐也喝啤酒必配炸鸡。殊不知，这些都将导致男性的精子质量下降，而备孕男性精子质量不好绝对是夫妻不孕的重要原因。

☞ 食物杀精，九成备孕男性毫不知情

1. 炸鸡

油炸食品虽美味，却不健康。专家指出，烧烤和油炸的淀粉类食物中含有致癌毒物，可导致男性少、弱精。此外，重金属镉、农药残留均会对精子产生毒性。

2. 啤酒

夏天啤酒是男人餐桌的常客，可是，这啤酒也是臭名昭著的杀精食物呀。如果备孕男性还患有肾脏方面的疾病，过量的啤酒会使尿酸沉积，导致肾小管阻塞，造成肾脏衰竭。

3. 咖啡

咖啡，似乎让男人精神更加饱满。咖啡中所含的咖啡因能令人兴奋，但在刺激人体交感神经的同时却压抑了副交感神经，说通俗一点，就是让男同胞性欲减退。

4. 豆腐

爱吃豆腐等大豆制品的备孕男性们，莫要小看这柔软雪白的豆腐了。如果每天都食用大豆制品，会让男性的精子数量明显下降，而且发生勃起功能障碍的概率是不常吃者的 3.46 倍。

5. 奶茶

炮制奶茶用的是什么？这些奶茶多是用奶精、色素、香精制成，奶精的主要成分氢化植物油，会减少男性激素的分泌，会降低精子的活跃性，中断精子在身体内的反应过程。

6. 猪腰

真的是吃什么补什么吗？已经有研究表明，发现猪、牛、羊的肝、肾脏等，里面均有不同含量的重金属镉，人们在吃补的同时把镉也吃进肚子里了，很可能会造成不育不孕，如果备孕男性本身又是吸烟人群，那么其不育概率高达六成。

☞ 其他影响精子质量的因素

1. 汽车尾气

生活在大都市里，各种汽车尾气无孔不入。尾气中含有的二氧化硫、一氧化氮等可能增加肿瘤等疾病的发生率。最重要的是，尾气中所含的二噁英可使男性的睾丸形态发生改变、精子数量减少、生精能力降低。

2. 烟酒

与非吸烟者相比，吸烟者的精液质量各主要指标都显著降低，精子的畸形率升高，精液中白细胞数量增加。烟草中产生的尼古丁和多环芳香烃类化合物会引起睾丸萎缩和精子形态改变。而经常性饮酒过量者则会出现睾丸萎缩现象。

3. 女性化妆品

小夫妻的生活中，部分男性会随意使用女性化妆品，如洁面乳、按摩膏等。这些化妆品专为女性设计，其中所含的雌激素会影响雄激素的水平，引发睾丸组织结构变化，引起睾丸癌，降低精液中的精子数量，造成男性乳房发育，导致内分泌紊乱。

4. 药物

抗癌、激素类、抗生素等药物会损害男性性腺功能，造成精子数量和质量下降，或通过影响性腺的内分泌功能，导致性功能障碍。药物剂量越大、疗程越长、患者的年龄越小，对生育功能的损害越严重。

5. 辐射

大剂量的辐射可引起睾丸组织结构的改变，增加精子的畸形率，降低精子数量、精子密度等重要指标。日常我们使用的电子设备，如手机、电脑等是否会引起不育，存在很大的争议。

6. 毒品

珍爱生命，远离毒品。毒品中常见的大麻可使血液中雄激素水平降低、精子密度下降，导致男性乳腺发育；而可卡因会使精子密度下降。

☞ 婚前精液检查的重要性

婚前检查中，精液常规检查是一个非常重要的项目。精液检查前，最好禁欲3~5天，最长不要超过7天。小于3天或大于7天，都会影响医生对疾病的判断和分析。整个检查中，包括精液的常规指标，如色泽、酸碱度、凝集、液化、精子活力等。其中，精子活力是十分重要的一项指标，有的患者尽管数量可以，但由于缺乏活动力，运行的速度缓慢，同样不能正常生育。

提前进行精液检查，可以第一时间了解男性的身体状况，根据检查结果进行"造人"计划的安排。如果检查结果不如意，应该全力配合医生，按时服药，视病因做好生活作息的调整，尽早拥有自己的小宝宝。

☞ 如何提高精子质量

1. 不熬夜，多运动

对作息规律的男性来说，精子质量明显高于生活节奏混乱的男性。这跟人体的生物钟是完全一致的。此外，坚持锻炼，远离肥胖。因为肥胖的男性，腹股沟处的温度往往较高，由此会损害精子成长，影响生育。在运动选择中，建议少骑自行车，因为骑车会使脆弱的睾丸外囊血管处于危险之中。

2. 针对性地吃出健康

精液的主要原料就是蛋白质，想增加精液数量提高精子质量，肯定要补充高品质的蛋白质。而富含维生素类的食物则能够为精子提供原料、促进精子生成、保持性器官不受侵害。备孕男性也可以适量吃些富含性激素的食物，促进精原细胞分裂和成熟，对生精很有益处。

3. 节制的性生活

有些备孕男性认为，增加同房的频率可以增加受孕的概率，其实这一观点是错误的。倘若每毫升精液中精子少于 2000 万个，那么致女性受孕的概率就会很低。而房事过频，会导致精子来不及制造补充，则每次射精所含精子量变少，影响女性受孕。

5. 孕前养肾有利受孕

肾具有藏精、主生殖的功能。精气是优生的物质基础，而肾对精气有闭藏作用。肾对精气的闭藏作用，使精气在体内能充分发挥其应有的生理功能，不使精气无故遗失而影响机体的生长、发育和生殖能力。

☞ 肾是优生的关键

肾所蕴藏的精气包括"先天之精"和"后天之精"。先天之精是承受于父母的生殖之精，它与生俱来，是构成胚胎发育的原始物质；后天之精是指出生之后，来源于摄入的食物，通过脾胃运化功能而生成的水谷之精气，滋养脏腑组成以后，剩余部分藏之于肾。先、后天之精均藏于肾，从而保持肾中精气的充足。这就为肾主生长发育、主生殖的功能，提供了物质保证。

肾中精气的主要生理效应是促进机体的生长、发育和逐步具备生殖能力。在人体的生长、发育及衰老的生理过程中，肾中精气的盛衰起着关键作用。就生殖功能而言，女子二七（14岁），男子二八（16岁），肾中精气不断充盛，产生了一种促进性腺发育而至成熟的物质，于是女子按期排卵，月经来潮；男子产生精子，性腺的发育渐趋成熟，具备了生殖能力。只有在性激素的作用下，才能经调、精足，具备正常生育能力。而随着肾中精气的衰退，女子七七（49岁），男子八八（64岁），激素分泌水平降低，生殖能力亦随之下降以至逐渐消失，由此可知，肾具有主生殖的作用。

☞ 精亏肾衰影响优生

精气亏损，构成胚胎的原始物质不足；肾功能衰退，主生殖功能低下。其结果或者是不能成胎，或者是不能很好地育胎，于是，直接影响到生殖和优生。

导致精气亏损、肾生殖功能衰退的原因主要有以下两点。

⊙先天性生理缺陷。主要是生殖器官发育不完全或畸形，不能产生正常的精子或精子过少甚至无精子；不能产生雄性激素而性欲低下，或精子不能排出。女子卵巢疾患，不能产生卵子及雌性激素，性欲低下或减退；或子宫疾病，宫寒不孕，月经不调，不能形成受精卵，也不能孕育胚胎。

⊙房劳伤肾。就成胎与育胎而言，如青年男女肾气尚未充足而早婚，或性生活过于频繁，或恣情纵欲，或过度手淫可导致遗精、滑精、阳痿、早泄，必伤肾气，而不能受精成胎。

☞ 养肾要防肾损害

⊙肾脏是人体内药物、毒物代谢和排泄的主要器官，一些药物可以通过多种方式对肾脏造成损害。而且任何药物长期大剂量使用都会造成肾损害。

⊙饮食方面切忌"肥甘厚味"。吃高热量、优质低蛋白、低磷食物，再配上人体必需的氨基酸，适当的维生素、矿物质和微量元素。少吃些高脂肪、高蛋白质的禽蛋水产、动物的肝肾及肉类制品。这些食物里富含一种酸性食品——嘌呤，易诱发"痛风"病，进而形成痛风性结石，影响肾脏的排毒功能。

⊙通过食物来补肾养肾。补肾应以平和为主，而且要因时、因人、因地而异，根据不同的季节、体质和气候选择不同的补肾方法。平日护肾要多吃韭菜、海参、人参、乌鸡、家鸽等。

☞ 孕前伤肾坏习惯

1. 不爱喝水

体内新陈代谢的废物主要是由肝脏和肾脏处理，肾脏主要负责调节人体内水分和电解质的平衡，代谢生理活动所产生的废物，并排于尿中。但在其发挥这些功能的时候，需要足够的水分来进行辅助。

建议：养成多喝水的习惯可以冲淡尿液，让尿液快速排出，不仅能预防结石，也有利于在摄入太多盐时使尿液变淡，从而保护肾脏。

2. 用饮料代替白开水

大部分人不爱白开水的平淡无味，相比之下，汽水、可乐等碳酸饮料或咖啡等饮品理所当然地成为白开水的最佳替代者。但是，这些饮料中所含的咖啡因，往往会导致血压上升，而血压过高，正是伤肾的重要因素之一。

建议：尽量避免过多地喝饮料，以白开水取而代之，保持每天饮用8大杯水以促进体内毒素及时排出。

3. 爱喝啤酒

如果已经患了肾脏方面的疾病，又无节制地大量喝啤酒，就会使尿酸沉积，导致肾小管阻塞，造成肾衰竭。

建议：如果在验血的时候，发现肾脏有问题，恐怕肾功能此时已经受损不轻了，与其等验血来了解肾脏的健康状况，还不如平时就定期进行尿检，因为验尿是了解肾脏最为简便快捷的方法。

4. 不当食用蔬菜水果

多吃蔬菜水果有益健康，这是一般人的观念。不过对于有慢性肾功能障碍的人来说，蔬菜水果这些平常被认为有助天然降血压的食物中含高钾成分，长期过量食用反而会造成肾功能的破坏。

建议：如果患有慢性肾功能障碍，就应该注意适当食用蔬菜水果，避免对肾脏造成影响。不喝太浓的蔬果汁、火锅汤、菜汤，饮食以清淡为宜。

5. 吃太多肉

美国食品协会曾建议，人类每天每千克体重的蛋白质摄取量为 0.8 克。也就是说一个体重 50 千克的人，每天只能摄入 40 克蛋白质。因此一天也不能吃多于 300 克的肉，从而避免对肾脏造成伤害。

建议：每餐肉类和豆制品的摄入量应控制在手掌大小约 0.5 厘米厚度，慢性肾炎患者，应该在这个基础上再减少。

6. 吃太多盐

盐是让肾负担加重的重要元凶之一。饮食中的盐分 95% 是由肾脏代谢掉的，摄入盐分太多，肾脏的负担就加重，再加上盐中的钠会导致人体水分不易排出，又进一步加重肾脏的负担，从而导致肾脏功能减退。

建议：科学的每天摄盐量应该控制在 6 克以内，而其中有 3 克可以直接从日常食物中获得，因此，食物调味时应该保持在 3～5 克。值得注意的是，方便面中的盐分特别多，经常吃的人最好减量食用。

☞ **养肾关键在日常**

肾阴之水人人都要重视养护，日常保养十分关键。性生活要适度，不勉强，不放纵；多喝水，并注意保暖。特别是在冬天，要注意脚部的保暖。

1. 常饮水，肾脏更健康

一日三餐所含的水分是远远不够的，应通过饮水来补充，在气温高的季节饮水更应多些。古人提出，每天晨起空腹先饮水 1～2 杯，冲洗一下脏腑，有利于体内代谢废物的排泄，可减少肾脏疾病的发生。但是，如果水分摄取过多，会加重肾脏负担，多余的水分就会潴留在体内，引起水肿。一般来说，成人要保持每天的尿量在 500 毫升左右。

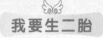

2. 在冬天尤要注意脚的保暖

"寒自脚底起"，脚离心脏最远，血液供应少而慢，再加上脚上的皮下脂肪层薄，保温差，因此，脚的皮温最低，比如趾尖温度有时只有25℃。注意足部的保健，实际上也就是对肾的保健，因为肾的经络起于足心。因此，在冬天首先要有一双合适的鞋子，鞋子的底应该略厚一些，使人少受冬寒侵袭。另外，袜子要干燥，透气性能要好，一般选用棉线袜为宜，袜子和鞋垫在汗浸湿后要及时晒干。

3. 泡脚后按摩涌泉穴

每晚泡脚后，还可多做一些刺激脚心的按摩。中医认为，脚心的涌泉穴是浊气下降的地方，经常按摩涌泉穴，可益精补肾、强身健体、防止早衰，并能舒肝明目、清喉定心、促进睡眠、增进食欲。对涌泉穴的按摩，不必拘泥于方法，方便的时候按揉按揉就能起到养生保健的作用，可以每次按摩3~5分钟。

4. 冬天切忌夜间憋尿

冬天天气寒冷，有人就寝后不愿起床小便而憋尿。这是一种不良习惯，对肾有损害。尿液中含有尿素、尿酸以及各种有毒的代谢产物，这些物质如果在体内积存过久，就可能对机体产生有害影响，甚至可引起膀胱炎、尿道炎。经常憋尿，还可能产生尿痛、尿血的情况。

☞ 健肾小动作，每天都要坚持做

肾，无论对于男性还是女性，都是至关重要的脏器。要生一个健康、聪明的宝宝，在孕前一定要注意养肾，使肾中之精不断充盈、积累。日常一些小动作对健肾养肾非常有帮助，孕前男女多做一些健肾小动作，对优生有很大的帮助。

1. 晨起做保健运动以护肾

早上不要倦卧于床，久久不愿起来。而应在醒后睁双眼、展肢体、拍心胸、即着衣。然后洗脸、刷牙，叠被理床。伴随刷牙的节奏，将脚后跟抬起、落下做反复运动，既可使脚踝得到锻炼，也能防止小腿肚脂肪积聚。

晨间锻炼，在床上可做调神练气、咽唾叩齿、梳发摩头、摩耳、摩鼻等活动以养肾。唾为肾之液，齿为骨之余，为肾所主。发又为血之余，肾其华在发，开窍于耳。故以上活动可起到养肾的作用。

2. 叩齿吞津，滋养肾精

古代养生家认为，叩齿吞津具有很好的保健养生作用。因为在叩齿的过程中会生出津液，肾"在液为唾"，叩齿催生唾液，是谓"金津"，"津"通于"精"，为肾精所化，咽而不吐，有滋养肾中精气的作用，故可健肾。

早晨醒来后，先摒除杂念，放松身心。然后嘴唇微闭，再慢慢地将眼睛闭上。完成上述动作之后，使上下牙齿有节奏地互相叩击。刚开始锻炼时，叩击的次数可以少一点，动作也最好轻一点。随着时间的延长，次数可相应增加，不过一般以36次为佳。力度可根据牙齿的健康程度量力而行。此为完成一次叩齿。

叩齿结束，接下来要发挥舌头的功用了。可以用舌头贴着上下牙床、牙面搅动，用力要柔和自然，先上后下，先内后外，搅动36次。这样做的目的是对牙龈、牙面进行按摩，改善局部血液循环，进而达到健齿的目的。在这个过程中，会有唾液产生，产生的唾液我们要将其咽下。

3. 鸣天鼓以调补肾元

中医学认为，肾开窍于耳，只有肾中的精气充足，一个人的听力状况才会比较好。若是肾精不足、肾气亏虚的话，患者就会出现头晕、耳鸣的症状。经常练习鸣天鼓，有调补肾元、强本固肾之效。

鸣天鼓是我国流传已久的一种保健养生方法。其做法是两手心掩耳，然后用两手的食指、中指和无名指分别轻轻敲击脑后的枕骨，发出的声音如同击鼓，所以古人称作"鸣天鼓"。肾虚的朋友可以在每天睡前坚持做100 次，或者早、晚各做 50 次，可以有效改善精神萎靡、睡眠不足、耳鸣、耳聋等症状。

4. 搓腰眼疏通经脉

中医认为，"腰为肾之府"，常按摩腰眼可疏通筋脉，增强肾脏功能。经常坚持练习这样的动作，不仅可以温暖腰及肾脏，增强肾功能，加固体内元气，还可以疏通筋脉、强壮腰脊。

搓腰眼就是用两手搓后腰，每天早晚各一次，两手握拳，大拇指和食指组成的小圆圈叫拳眼，用拳眼分别对准后腰脊椎两侧肾脏的位置，然后一边水平地来回搓，一边把肾脏向中间挤压。搓的过程中能够给肾脏带去热量，提升肾阳，向中间挤压的过程能够提升两肾脏的能量，所以，你要一直搓到两侧肾区都感觉到温热为止。

这个方法非常有效，如果女性月经时会腰痛、腿酸的话，都可以用这个方法来缓解。

☞ 没事扭扭腰，肾精充足精神好

闲暇之余，不时扭扭腰具有很好的强肾补精作用，对于肾虚引起的生殖系统、泌尿系统疾病，如前列腺炎、膀胱炎和妇科类疾病等也有较好的治疗功效。扭腰不仅不受时间和地点的限制，而且收效迅速。特别是对久坐办公室的白领女性，经常扭扭腰确有很好的保健作用。

⊙自然站立，双脚迈开与肩同宽。身体略微前倾，双脚脚趾紧紧向下抓住地面。在这个过程中要充分地对身心进行放松。

⊙要尽可能地将双手撑开，双手手掌心朝内护住丹田处（肚脐下方），两只手拇指、食指形成的空正好在丹田处形成一个空的方形，双肘自然弯曲至 90° 左右，与双手在用力时形成固定位置。

⊙以脊椎为轴心，两胯带动整个臀部向左做圆形扭动，经身体左侧、后方，最后从右方返回，使整个肚皮和胯部正好转完一个 180° 的圈，以此动作连续做 20 下，即转 20 圈：转圈时双肘和双手都在原位置固定不动，就像新疆舞里脑袋移动而双手不动的动作。

⊙向左方转圈扭动做完 20 个之后，再以同样的姿势向右方转动胯部 20 次；做完后再向左方转动 20 次，如此反复变化方向转动。

⊙在整个练功过程中，口须微张，与鼻孔一同呼吸，不可紧闭。

要注意双臂、双手在扭动时不动，只让臀胯扭动，这样肾气提升得很快。

☞ 男性常踮脚尖可强肾

男性平时做踮起脚尖运动，可以锻炼屈肌，还能使三阴经穴位畅通。用脚跟走路可以锻炼小腿前侧的伸肌，疏通足三阳经穴位。两者交替进行，则有祛病强肾之功效。

对于男性而言，踮起脚尖小便可以增强肾功能。坚持做踮脚尖运动，还可缓解因长期站立而导致的脚痛，辅助治疗慢性前列腺炎、前列腺肥大等病症，进而改善性功能。方法是双足并拢着地，用力踮起脚跟，然后放松。

6. 适当运动一路好"孕"

☞ 孕前运动健康储备

1. 力争体重达标

在准备怀孕前，应该先注意体重，不要过重也不要过轻，因为过重和过轻都容易导致不孕。育龄女性若体重过低，说明营养状况欠佳。理想的情况是至少在受孕前的6个月内保持与身高相称的正常体重。如果严重超重或体重过轻，要去看医生并按医生建议进行调整。除非有严重的体重问题，否则在妊娠期间千万不要节食，因为节食会使身体失去维持生命所必需的营养。

2. 培养孕前健身习惯

最好在怀孕前，就养成有规律的运动习惯。只要将生活形态稍加调整，加入有规律的运动习惯即可。这不但对现在的身体有很大的好处，对怀孕期的体重控制也会有帮助。不过，运动不可以过度，否则又会出现其他问题。当计划怀孕时，不要过度锻炼身体，也不要突然增加运动量，更不要从事高度竞技的运动。找一种喜欢、能持续、适合任何季节的运动，最好能同时强化背部及腹部肌肉，这对怀孕有很大帮助。

3. 健身应避免颠簸

在计划怀孕前的一段时间内，若能进行适宜而有规律的体育锻炼与运动，不仅可以促进女性体内激素的合理调配，确保受孕时女性体内激素的平衡与精子的顺利着床，避免怀孕早期发生流产，而且可以促进体内胎儿的发育和日后宝宝身体的灵活程度，更可以减轻分娩时的难度和痛苦。但孕前干重活、跌跤、长途颠簸等大幅度高强度的运动都会影响受孕和胚胎质量。在夫妻双方计划怀孕前的 3 个月，应进行适当与合理的运动或相关的体育锻炼，对于运动爱好者，可以选择低强度的有氧训练，尽量避免蹦跳等高强度的体育运动，不要让心跳超过每分钟 140 次。如果平时很少锻炼，可选择慢跑、柔软体操、游泳、太极拳等运动，以提高各自的身体素质，为怀孕打下坚实的基础。

4. 调整运动方式

准备做爸爸后，可以考虑每天运动 30 ~ 45 分钟。要注意的是，运动应以不引起疲劳为准，应穿宽松的衣服，有利于散热。锻炼强度要适中，剧烈的运动，如马拉松和长距离的骑车等会使睾丸的温度升高，破坏精子成长所需的凉爽环境。骑车还会使脆弱的睾丸外囊血管处于危险之中，因此，建议骑车时要穿有护垫的短裤，并选择减震功能良好的自行车。

对于女性来说，运动有助于提高免疫力，保持良好的身体状态；对于男性来说，运动不仅可以保持健康的体魄，还是有效的减压方式，更是怀上健康宝宝的先决条件。

☞ 孕前做运动的 5 大理由

夫妻双方都锻炼好了身体，让健康保持在最佳状态，才能提供最优良的精子和卵子，孕育出最棒的宝宝。

运动可增强人的性欲以及对性的敏感性，使夫妻能从性生活中得到更多的乐趣，有益于怀孕。

适当的运动能促进女性全身及腰背部、盆底部肌肉协调均匀地发展，维持子宫的正常位置，有益于受孕和分娩。

运动可以增强女性的心脏功能，提高血液输送氧气和养分的能力，对于孕育及分娩都有好处，可避免孕期胎儿在宫内缺氧，还有利于避免分娩时出现意外。

运动可以提高呼吸系统功能，使呼吸强度加大，呼吸频率减慢，使人体能承受更大强度的运动和劳动负荷；也能使肌肉更加丰满有力，关节更加牢固、灵活，骨骼更加坚硬，韧性更强。通过锻炼可以加强女性骨盆部的肌肉，有助于以后的分娩。

此外，运动还可以增加机体的耐受力，这也有利于机体对不良环境的适应，同时也有利于女性的分娩。

☞ 制订一个孕前健身计划

有了怀孕的打算后，就可以制订孕前健身计划，加强运动，让身体更强壮。

现在开始制订一套健身计划，你将收获一份最适合孕育胎儿的健康体质。根据美国运动医学会研究，一套健康的运动程序包括3个方面。

一周3~5天，每天20~60分钟的有氧运动，如步行或骑车。

一周2~3天的肌肉加强训练，如力量器材训练，可去健身房由健康教练指导训练。

一周2~3天的柔韧性练习，如日常的伸展、瑜伽运动等。而且即使怀孕，这些运动对准妈妈来说同样没什么问题，甚至还被推荐继续进行。

☞ 备孕的运动方式

1. 适合备孕女性的运动

女性身体特点是柔韧性和灵活性较强，耐力和力量较差，快走、慢跑、健美操、游泳、瑜伽，包括户外旅游，是都是很好的选择。这些锻炼是对女性身体内部器官的按摩过程，有助于提高女性的免疫力，不但能缓解将来孕期的不适，也有助力于自然分娩。

提示：

◎女性孕前锻炼的时间每天应不少于 30 分钟，一般最好在空气新鲜的清晨进行。

◎在运动时结合音乐，这样容易提高趣味性，将锻炼坚持下去。如让健美操与动感的音乐结合起来，使单调、乏味的肢体运动更生动活泼，运动者不易失去兴趣。

2. 适合备孕男性的运动

对男性来说，要培养有活力、有质量的精子，运动是十分重要的。较之女性，男性的力量感和速度感更强，适合的运动也更多，如跑步、篮球、壁球、游泳、俯卧撑、哑铃、单双杠运动等。也可以做一些锻炼耐心和柔韧度的运动，如体操、太极拳。这些运动对锻炼男性肌肉、臂力、腰、背部都有好处，也能提高男性"性趣"，为怀孕创造了重要条件。

提示：

◎压力大的男性可考虑每天运动 30 ~ 45 分钟，以不引起疲劳为佳。锻炼时应穿宽松的衣服，有利于散热。

◎剧烈的跑步运动或长距离的骑车不适合备孕的男性，它会使睾丸的温度升高，破坏精子成长所需的凉爽环境，降低精子活力。

☞ 孕前要养成散步的习惯

散步是中国传统的健身方法之一，已有几千年的历史。散步，不但可以健身，而且能够防病治病，是一种简便易行、行之有效的运动养生方法。特别是其不受年龄、性别、体质及场地等条件的限制，随时随地皆可行之。

1. 散步的要领

散步之前，应该使全身放松，适当地活动肢体，调匀呼吸，平静而和缓，然后再从容展步。全身放松是增强散步锻炼效果的重要步骤。身体拘束而紧张，筋骨则不得松弛，动作必然僵滞而不协调，肌肉关节也不会得到轻松的运动，当然也就达不到锻炼的目的。

散步时宜从容和缓，不宜匆忙，更不宜使琐事充满头脑。须得一种闲暇自如之态，百事不思。这样可以使大脑解除疲劳，益智养神。悠闲的情绪，愉快的心情，不仅可以提高散步的兴致，也是散步养生的一个重要条件。

散步要根据体力，循序渐进，量力而行，做到形劳而不倦，勿令气乏喘吁。即使健壮之人，也不可过劳过累而耗气伤形，这样不仅达不到锻炼的目的，反而于身体有害。

2. 散步的形式

散步锻炼，形式可不拘，并非一味只是踱步。单纯走走，未免枯燥无味，可与其他内容结合起来，一则提高兴致，二则达到锻炼目的。春暖花开之时，则可漫步赏花，游览名胜，观百花争艳之姿，览万物萌动之能；风和日丽之际，则可结伴漫游，访贤问友，或参观展览，或登山涉水。乘其雅兴，长步当车，既可活动身体，亦可饱眼福而广见闻。乐在其中，寓健身于娱乐之中，是散步养生的一大特点。可据个人的情趣爱好，随意选择为之。

3. 散步应从容和缓

◎缓步：指步履缓慢，行走稳健，每分钟行60～70步。可稳定情绪，解除疲劳，也有健脾胃、助消化的作用。

◎快步：指步履速度稍快地行走，每分钟行120步左右。由于这种散步比较轻快，久而久之，可振奋精神，兴奋大脑，使下肢矫健有力。但是快步不等于急行，只是比缓步稍稍轻快而已，速度太快也不相宜。

◎逍遥步：指散步时且走且停，且快且慢。行走一段距离后，停下来稍事休息，继而再走；或快步走一段，再缓步行一程。这种走走停停，快慢相间的散步，适用于病后复原或体弱之人。因其自由随便，故称之为逍遥步。

4. 散步的时间

◎清晨散步：早晨太阳升起后是散步的好时间。或在庭院之中，或在林荫大道上，最好在树木较多的地方。若置身于青松翠柏之间，效果更佳，空气清新，可调气而爽精神。清晨散步，要注意天气变化，适当增减衣物。同时，不要在车辆、行人拥挤的交通要道上散步，因为杂乱的噪声及机动车排出的废气对健康不利，也影响散步的情绪。空气新鲜，四周宁静，才是散步锻炼的好环境。

◎饭后散步：饭后散步可健脾消食。而行走中以手摩腹，则可增强其效果。饭后散步还可防治消渴病（即糖尿病）。这种方法可以提高机体的代谢率，改善糖的代谢，已为现代医学证实是防治糖尿病的有效方法。

◎睡前散步：睡前散步，环境宜安静，以使心神宁静，产生怡悦舒适的感觉。入睡困难者，可以快步行走 15 分钟；而对情绪尚在兴奋之中的人，则以慢步为佳。久而久之，可起到较好的安神效果。

◎春季散步：春天是百花争艳之季节，人也应随春生之势而动。春季之清晨进行散步是适应时令的最好养生法。衣着要宽松保暖，步履要和缓有序，情绪要畅达，如此为之，可以养肝。

☞ 孕前最好的锻炼项目

有氧运动一直被认为是最好的健康减肥方法之一。孕前建议做以下几项运动。

1. 仰卧抬腿

这组运动可使膝盖变小，提臀，腰变结实，下腹和赘肉消失。

仰卧躺在床上，两脚并拢慢慢抬起，抬到与身体成 90°时慢慢放下（膝盖不可弯曲，肩膀和手臂不可用力）。在离床面 30 厘米处停下来，静

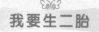

候1分钟，做10次。

2. 仰卧起坐

这组运动可修饰腰部、消除腹部赘肉，达到减肥健美的效果。身体平躺于床，双膝微弯，双手抱头（吸气），将身体慢慢抬离床面，收腹吐气，到最高点时停约10秒。慢慢将身体放平，继续做此动作20次。

3. 呼吸运动

双腿盘起静坐，后腰挺直，双手放在膝盖上。吸气时双臂自腰后从两侧向上运动，双臂要举过头顶，同时头部随双臂仰起。呼气时双臂落下，置于腰后。静止，放松，闭上眼睛，后背挺直，双手放在膝盖上。匀速呼吸，端坐30秒。静止盘坐时，不要想事情，进入一个忘我的状态；深呼吸时，双臂上下运动要随呼吸的节奏进行。

4. 盘坐抱腿

双腿盘坐，双手中指相对，双臂向外弯曲，身体缓缓向前弯曲，用下颚尽量去贴近双手，然后起身坐直身体。注意：抬腿时尽量将腿向身体靠近。双腿盘坐于垫上，双手抱起左脚缓缓抬起左腿至最高点，然后回落到右腿上，右腿重复。

5. 腰部运动

双腿盘坐垫上，左臂前侧、右臂后侧展开，同时左臂自左侧盘于腰后，右臂抱住左膝。收回动作后，右侧重复1次。注意：身体上部与头部向左侧后下方转动时，前胸要尽量贴近腿部。坐于垫上，双腿向前伸直，双臂平行支撑于臀部后侧，抖动双腿放松，左腿弯曲跨在右腿之上，左臂抬起放在左腿膝盖上，同时身体向后转，目视前方。收回动作后，右侧重复1次。

6. 颈部动作

盘腿坐于垫上，肩部下沉，双臂向两侧展开，左臂跨过头顶，左手掌心贴于右耳附近，收回动作后，右侧重复 1 次。头部左右各晃动 1 周，双臂抬起，双手放在脑后，手指交叉抱住头部，向前用力，让下颚贴向胸口。注意：左臂用力将头缓缓拉向左侧时，头部不要用力，要放松，主要用左臂的力量拉动头部来伸展颈部。

☞ 可提高女性性功能的运动

性爱本身也是一种运动，它能让人心情舒畅、身体放松。然而它并不能像其他运动一样提升人的身体素质，从而良性循环地提升性爱满意指数。那么，究竟什么样的运动，可以最大限度地提升人们的性能力？

1. 下列运动有助提高性功能

◇游泳

蛙泳及蝶泳必须运用到大腿及骨盆腔的肌肉，经常用这两种姿势，长期锻炼下来，使腹部肌肉更加结实，还可以提升女性性功能，在做爱时，感觉会更为美好。

◇骑自行车

这是一项最易于坚持的运动方式，它可以锻炼女性的腿部关节和大腿肌肉，并且对脚关节和踝关节的锻炼也很有效果。同时，它还有助于准妈妈的血液循环系统。

◇慢跑、散步

慢跑和散步对心脏和血液循环系统都有很大的好处，每天保持锻炼30分钟以上，有利于减肥，而且还能增强女性的性欲望。

◇排球

打排球能有效地锻炼女性臂部肌肉和腹部肌肉，同时，对女性灵敏性的提高也很有帮助，使之协调能力更强，享受更多运动的乐趣。

2. 凯格尔运动让女性受益终生

凯格尔运动也叫骨盆底收缩运动，是一套可以用来增强骨盆底肌肉力量的练习。这套运动可以增强女性骨盆底的肌肉力量，从而减轻压力性尿失禁——70%的女性在怀孕期间或生产后都会被这个问题所困扰。

◇凯格尔运动的步骤

在开始锻炼之前，要排空膀胱。运动的全程，照常呼吸，保持身体其他部分的放松（在整个运动中，只有骨盆底肌肉是在用力的）。可以用手触摸腹部，如果腹部有紧缩的现象，则运动的肌肉错误。

◎平躺，双膝弯曲。练习时，把手放在肚子上，可以帮助确认自己的腹部保持放松状态。

◎收缩臀部的肌肉向上提肛。

◎紧闭尿道、阴道及肛门。女性可以将一个干净的手指放入阴道，如果在练习的过程中，手指能感觉到受挤压的话，就表明锻炼的方法正确。

◎保持骨盆底肌肉收缩5秒钟，然后慢慢放松，5～10秒后，重复收缩。

◇每天练习多少次

刚开始时，不需要刻意去强迫每天练习多少次，先熟练一下，熟练之后不管在什么时候做骨盆底肌肉练习都没问题。怀孕后，随着骨盆底肌肉的不断增强，可以逐渐增加每天练习的次数，并延长每次收紧骨盆底肌肉的时间。可以每天做3次，每次练习3～4组，每组10次。

☞ 可提高男性性功能的运动

生命在于运动，不少男性在运动中尝到了酣畅淋漓的快感，更有不少男性通过运动锻炼改善了自己的性功能。可见，对于男性来说，运动是不可缺少的。

1. 常做这3项运动可提高性功能

仰卧起坐、俯卧撑、提肛运动是大家再熟悉不过的运动，这3项运动，可以让男性下体周围肌肉张力、收缩功能增强，并增强局部血液循环扩张、充血，促进男性下体血液充盈，从而增强男性的性功能。

这 3 项运动是很容易做到的。如每天回到家中，躺在床上休息之前，可以在床上做仰卧起坐和俯卧撑，每项至少做 20 次。而平时，随时随地都可做提肛运动，它的感觉就像小便时突然停顿一样。

2. 锻炼腰、背、脖、手臂，提高灵活度

其实，男性在进行性行为时，腰、背、脖及手臂都扮演着非常重要的角色，因为在男女交合动作中，这些肢体部位是主要力点。因此，只要对这 4 个部位进行锻炼，就能达到一举两得的效果。

◇俯卧舒展

面部向地面并将身体尽量伸直躺下，双臂向前伸直，头部轻微抬起，双臂尽量向前伸展及双脚尽量向后伸展，每次伸展动作维持 10 ~ 15 秒，然后慢慢放松。

◇猫姿伸展

首先，双臂向前伸展，手掌触地，然后将膝盖以上身体向后拉坐至臀部接触脚，双脚做跪状，双膝贴地，臀部贴脚，尽量舒展手臂、胳膊和背部。舒展动作维持 10 ~ 15 秒，然后慢慢放松，再重复整个动作。

◇曲背掌上压

姿势近似普通掌上压，不同的是膝盖贴地。双臂稍比肩宽支撑地面，然后双臂做弯曲、伸直的掌上压动作。注意维持腰部成微弯，每次动作维持 10 秒，然后重复再做 1 次，但切记要量力而为。

☞ 职场女性运动的黄金法则

对于整天坐办公室的女性来说，每天不可能专门抽出时间去做运动，而运动对于女性妊娠及日后分娩都很重要。其实，只要自己安排得好，这两者是可兼得的。

1. 午餐后适当散步

在办公室工作了一个上午，可以利用午饭后的时间出去走走，不但能达到运动的目的，同时也能借此机会缓解工作带来的压力。尤其是在阳光下散步，不仅可以借助紫外线杀菌，还能使皮下的脱氢胆固醇转变为维生素D，能够促进肠道对钙、磷的吸收，更会使你的心情舒畅，告别郁闷情绪。

2. 借助楼梯进行运动

女性可以走楼梯上楼，不要两三层楼也去乘电梯。不过，在走楼梯的时候要量力而行，如果感到腰酸腿疼就不要走楼梯了。

3. 做体操

有条件的话，可以在办公室做体操，帮助女性有目的、有计划地进行锻炼。每次锻炼所持续的时间，应该以不感到吃力为限。如果原来有颈椎病，做某些动作感到恶心、眩晕，就要立即停止，并马上找地方坐下来休息，防止晕倒。

☞ 孕前运动的注意事项

打算怀孕的男性和女性运动时，都不可盲目进行。有必要时，可向医生咨询一下，过去或现在女性所患的某些疾病是否会影响孕前进行体育锻炼。

1. 运动前做好充分准备

选择合身的运动服，包括支撑性的乳罩和舒适的运动鞋。

在剧烈运动开始之前，应该先做5分钟的准备活动，如伸展运动，简单地说就是让全身的各个关节放松，扭扭腰，抬抬脚，转转脖子都行。

2. 注意运动中的感觉

注意运动强度。孕前运动以运动后不过于劳累为主。要做到量力而行，特别是做瑜伽时不要过分追求动作的标准度，以免伤害肌肉和韧带。

如果女性缺乏锻炼，或者身体素质比较弱，就要避免突然进行高强度的体能锻炼。以免造成体力不支而出现头疼、头晕的现象。可以循序渐进，慢慢增加运动量和运动强度。

运动过程中如感觉任何不适如心跳加快、眩晕、麻木、刺痛、气短等应马上停止，休息5分钟后换比较轻松的运动方式。

3. 运动结束后进行有效的放松运动

运动结束后不应立即休息，应先进行有效的放松运动。因人在经过剧烈运动后，心跳加快，肌肉、毛细血管扩张，血液流动加快，立即停下来休息的话，容易造成血压降低，出现脑部暂时缺血，引发心慌气短、头晕眼花、面色苍白甚至休克昏倒等症状。所以，剧烈运动后要继续做一些小运动量的动作，呼吸和心跳基本正常后再停下来休息。

7. 孕前生活安排

怀孕是一件伟大而又神圣的事情。只要从细节入手，从孕前就开始养成良好的生活习惯，就能让怀孕以后少一些遗憾，多一些幸福。

☞ 女性孕前生活新安排

孕前生活节律的调适，有利于夫妻双方精神饱满，身体功能活跃，让健康状况达到良好的状态，为优生打下坚实的基础。

1. 重视孕前调养

在中国传统医学中，早就建立了很好的孕前养生观。以中医的观点来看，孕前调理分为"身""心"两方面。中医强调五脏六腑要协调、阴阳平衡，不可过与不及，气血须充足。孕前调理对健康状况良好者可在计划怀孕前3~4个月开始；若自觉健康状况不理想者则半年至1年的调理期较为理想。

准孕妇应该做到以下几点：摄取营养良好的食物；生活规律化，起床、睡觉、运动、工作，最好做到规律而内容丰富；充足的睡眠；愉快的心情；多吃鱼虾、山药，有补肾、调理先天精气的食物。

2. 调整自己的生活方式

怀孕前的健康准备，很重要的一项就是调整作息时间。因为当夫妻双方机体处于极度疲劳或患病的情况时，由于营养和免疫功能不良，会使精子和卵子的质量受到影响，同时也干扰子宫的内环境而不利于受精卵着床和生长，导致胎萎不长、流产或影响胎儿脑神经发育。

年轻夫妻从决定怀孕起，就要做好怀孕的准备，改变一些不良的生活方式（如抽烟、喝酒等对优生的危害，参见前面的章节，在此就不赘述了）。

3. 忌超负荷工作

随着商品经济的发展，竞争愈来愈激烈，现代职业女性的工作节奏日趋紧张，精神上容易产生巨大压力，而精神上和身体上的超负荷状态对健康是非常不利的。如果不注意休息和调节，中枢神经系统持续处于紧张状态会引起心理过激反应，久而久之可导致交感神经兴奋增强，内分泌功能紊乱，产生各种身心疾病。

因此，职业女性要注意缓解心理上的紧张状态，做到劳逸结合，合理安排工作、学习和生活，坚持体育锻炼。

4. 避免经常熬夜

男女双方在孕前长时间熬夜，会使精神萎靡、生物钟紊乱，整天处于昏沉状态，甚至出现呼吸困难、四肢乏力。在这种状态下受孕，会影响胎儿的生长发育，严重的还会导致流产。因此，在孕前夫妻双方要做到早睡早起，作息规律，并加强体育锻炼。

5. 控制"焦虑激素"

女性可能比男性更耐受压力，但当工作紧张、人际关系紧张、婚姻出现问题时，女性更容易情绪波动，焦虑不安。据研究，压力持续存在或经常发生时，体内会大量产生一种叫做可的松的"焦虑激素"，加重紧张感。单一品种激素分泌过多打破了原有的激素平衡，其中促卵泡激素水平大大升高，导致内分泌紊乱，影响卵巢排卵能力。

☞ 呵护宝宝未来"温室"

在女人的一生中，子宫扮演着非常关键的角色。子宫既是孕育胎儿的器官，又是非常重要的内分泌器官，会分泌多种激素来维持女性内分泌系统的稳定。女性体内的雌激素水平会影响智力、精力和体力状况，能决定进入更年期的时间，可以说，子宫影响着女性的一生，需要极其细致的关心呵护。

当前，子宫患病率不断上升。调查显示，子宫疾病占所有妇科疾病的半数以上，各种子宫疾病使众多不同年龄的女性受伤害，甚至发生生命危险。

⊙避免婚外性行为。大多数婚外性生活都是在非正常情况下进行，换句话说，婚外性行为普遍属不洁性行为，女性容易被感染而患上阴道炎、子宫内膜炎、附件炎、宫颈糜烂，甚至传染上性病、艾滋病等。

⊙避免早婚、早育。女性真正性成熟要到 18 岁以后。如果子宫尚未成熟，过早受到刺激，必遗后患。

⊙不要反复流产。不要误以为人工流产是小事一桩，如反复手术，特别是在短时期内重复进行，对子宫损害很大。

⊙不宜多次妊娠。每增加一次妊娠，子宫就增加一分风险。

⊙不私自堕胎。出现各种原因，私自堕胎或找江湖医生进行手术，这样做的严重后果是子宫被损或导致继发感染。

☞ 将体重调整到最佳状态

孕前太胖和太瘦都不利于怀孕。太瘦不但影响受孕，还会使宝宝生下来体重偏轻；太胖也会影响受孕，且会增加孕期妊娠高血压综合征、妊娠糖尿病的概率，还容易生出巨大婴儿。因此，准备怀孕的女性，争取将体重调整到标准范围内。

1. 体重的正常范围值

标准体重取决于 BMI 值。BMI 值是一种测量身体的体脂肪率的计算公式，公式是以身高和体重为计算基础的。

BMI 值（孕前体重）＝体重（千克）÷身高（米）的平方

女性如果 BMI 小于 20，说明偏瘦，需补充营养；如果 BMI 在 20 和 24.9 之间，说明的体重在正常范围内，只需注意均衡饮食，如果 BMI 大于等于 25，说明体重有些超重，需将体重调整到标准范围内；如果 BMI 大于等于 30，说明体重过胖，要尽量减肥。

举例说明：比如体重为 50 千克，身高 1.6 米，可计算出 $50 \div 1.6^2 = 19.5$。BMI 值小于 20，可判断为偏瘦。

2. 太胖的女性孕前如何减重

⊙早餐吃饱，不吃油炸、高热量食品；中午吃七分饱；晚餐尽量少吃，也可少食多餐。

⊙不吃垃圾食品，不吃高脂肪甜点，以新鲜的水果或蔬菜为宜。

⊙加强锻炼。每天花 15 分钟练练瑜伽，周末进行户外活动，爬山、游泳、打球等，但不要过于疲劳。

3. 太瘦的女性孕前如何增重

⊙营养要均衡，食材品种及颜色越多样越好，如圆白菜，可加菇类或黑木耳一起炒，比单炒增加更多营养素。

⊙多摄入含维生素丰富的水果和果汁，可增强人体免疫力，增强食欲。

⊙多喝排骨汤、鱼骨汤或鸡汤，以增加热量及营养素的摄取。

☞ **不良生活习惯会偷走好"孕"**

女性孕前调理是怀孕前最重要的准备，包括饮食、起居、运动、护理等各方面的调节。除了基本的身体调理，对生活中一些细节的把握，也有助于孕前女性更好地调理身体。

1. 饮食上依然爱吃什么吃什么

孕前半年开始，女性要开始忌口了，不能爱吃什么吃什么了。放弃生吃水产品如生鱼片、生蚝（有壳类的水生物）等，这些水产品中的有害微生物能导致流产或者死胎，而微生物在人体内生存的时间往往超出我们的想象。

同时，放弃女性钟爱的麻辣烫、火锅、烧烤等。因为大多数牛、羊的体内有可能寄生着弓形虫，但人们并不能用肉眼看见。如果在吃火锅时，只是把鲜嫩的肉片放到汤中稍稍一烫即进食，这种短暂的加热并不能杀死寄生在肉片细胞内的弓形虫虫卵，幼虫可穿过肠壁随血液扩散至全身。

2. 住在刚装修好的房子里

买新房、装修、怀孕、生子，听起来非常完美的流程，其实并不妥当。因为新装修房间中的一些装饰材料、新家具或多或少存在着对人体有害的有机溶剂、黏合剂等，对成人可能没有大的影响，却可能对正处于各器官系统发育的胎儿造成不可逆的损伤。所以即将怀孕的女性、孕妇们，千万不要住在刚刚装修好的房间里。

3. 穿了防辐射服就无节制地使用电器

有准备的女性一般从孕前就开始穿防辐射服，以为这样可以完全阻挡辐射，毫无限制地使用电脑、空调或微波炉，其实不然。专家说，市面上的防辐射服质量参差不齐，一般消费者难以判断，且防辐射服是否真的防辐射还有待科学验证。

☞ 舒适的环境，有助于受孕

为了优生，准备怀孕的女性及丈夫一定要努力创造并维护好家庭环境。因为居住环境的好坏不仅关系到女性的健康，更重要的是关系到是否能顺利怀孕、怀孕后胎儿能否正常发育等。因此，计划怀孕的夫妻必须注意生活环境。

1. 居室空气清新

安静舒适、不拥挤、不黑暗、通风通气是最理想的居家环境。目前，居室空气污染问题已经引起了人们的关注和重视。除了大气污染之外，家庭装修、新型家具等挥发性有毒气体也会给女性及其家人健康带来不利影响。因此，必须注意室内通风，保持居室内空气清新良好。家居不必豪华装修，要选择无污染的合格产品，装修后不要急于入住，最好通风 2 ~ 3 个月。

2. 居室布局合理

房间的整体布局以舒适明亮为主，空间不一定要很大、很宽敞，但要有科学合理的设计。可以选择环保材料装饰得温馨舒适些、色彩明亮些，房间收拾得干净整洁些，家具位置摆放合适。夫妻生活在其中感到精神愉悦、心情好，有利于孕育。

3. 温度、湿度适宜

居室内的温度、湿度适宜。一般温度保持在 18 ~ 24℃。温度过高，使人头昏脑胀、精神不振、昏昏欲睡或烦躁不安，间接影响卵泡成熟与排卵；温度太低，使人身体发冷，易患感冒，不利于受孕。夏天可通风降温，也可使用电扇、空调，但电扇不宜直对人，更不能长时间直吹。冬天可使用暖气升温，也可使用电热风。但用电热风取暖一定要注意，以防烫伤。

湿度一般保持在 40% ~ 50% 为佳。湿度太低，室内过于干燥，会导致人口干舌燥、鼻干流血、免疫力下降、焦虑不安、心烦等，同样影响健康及排卵，不利于受孕。湿度太高，使被褥发潮，人体关节酸痛。因此，要保持适宜的湿度。室内太干，可在暖气管上搭湿毛巾，也可在炉上放水壶或洒水；室内太湿，可以放置去除潮湿之物或开门通气。

4. 注重色彩搭配

房间色彩应与家具色彩相互配合，因为居室色彩具有强烈的心理暗示作用。选择自己所喜爱的颜色来装饰居室，可以保持心情舒畅。

良好的心理基础，是培养良好情绪的内在原因。一位心理学家曾经做过一个非常有趣的实验，题目叫作"色彩与人"。他的实验目的是了解人在不同颜色房间里的工作及心理状况。研究结果发现，长期处在黑色调房间里的人，即使不做任何体力及脑力活动，也会感到心烦意乱、情绪低沉、躁动不安、极度疲劳；在淡蓝色、粉红色和其他一些温柔色调的房屋里工作的人，一般比较宁静、比较友好、性情比较柔和；在红色房间里工作的人，会感到心情压抑、万分疲劳。实验还表明，改变环境的色彩能够立即改变人们的心情。毫无疑问，这种心理上的感受是由周围环境色彩的变化造成的。

因此，准备怀孕的夫妇在考虑装饰房间的时候，应尽量使用柔和的冷色调。居室中的白色可以给人以清洁朴素、坦率、纯真的感觉，而蓝色可以给人以宁静、冷清、深邃的感觉。这两种颜色可以使神经尽快地松弛，使体力和精力得到很好的恢复。如果觉得房间的布置比较单调，不妨用点艺术品来加以装点。如果居室小，东西多，使人感到拥挤和紧张，不妨用优美宜人的风景图片、油画来开阔人的视野。

☞ **好睡眠，好"孕"气**

不管孕前还是孕期，保证一个良好的睡眠质量是非常重要的。睡眠不好，不仅影响身体健康，更重要的是影响第二天的工作和心情，对怀孕不利。那么，如何能够美美地睡个舒服觉呢？

1. 睡前做这些事情可帮助睡眠

要摆脱失眠的困扰，实现良好的睡眠，就要在临睡前做好以下5件事。

◇ 刷牙洗脸

晚上临睡前洗洗脸，刷一次牙，要比早晨洗脸刷牙更重要，不仅可以清除口腔和面部的污物和食物残渣，干净卫生，而且可以保护牙齿和面部皮肤免受有毒物质的侵害，同时对安稳入睡也有帮助。

◇适量饮水或牛奶

睡前饮少量的水或牛奶，能帮助人度过一个安静的夜晚。因为人在夜间睡觉时，机体仍然在排泄水分，如出汗、呼吸等。饮水还可以稀释血液，有利血液循环，防止血栓形成。

牛奶有安眠功效，晚上喝一杯牛奶，可起到很好的催眠作用，能抵制脑兴奋而使失眠者酣然入睡。

◇手指梳头

睡前梳头，最好用手指梳，也可以用木梳子梳，轻轻地梳至头皮发热，可促进头部血液循环，起到保护头发的作用，有利于大脑放松，利于睡眠。

◇温水泡脚

洗脚对大脑是一个良好的刺激，每天晚上睡觉前用温水洗脚一次，洗泡20分钟，能起促进血液循环的作用，可消除疲劳，促进睡眠。

◇开窗通风

即使是冬天，在临睡前也要开一会儿窗户，放进新鲜空气，有利于入睡并可在睡眠中多吸入氧气。

2. 采取综合措施防治失眠

◇睡前令大脑放松

睡前要创造使大脑皮层由高度的紧张、兴奋，逐步转入松弛、抑制的条件，这样才能达到放松和休息脑子的目的。倘若临睡前说笑过度，过于兴奋或忧郁，即使入睡了，大脑皮质的部分兴奋点还在活动，这就容易做梦过多，影响大脑休息。

◇睡眠环境要安静

幽静、清洁舒适的环境，将使你心情愉快，有助于睡眠；而噪声、强光、振动等各种刺激，则是干扰睡眠的因素。即使睡眠环境不好，也要像陶渊明那样"身居在闹市，心远地自偏"，心里不拿它当回事，影响就小得多了。此外，室温过高或过低，室内通风不良，都会影响睡眠和健康，卧室温度以 18～20℃ 为宜。无论天冷天热，睡前都应开窗换气，这有助于入睡。

◇坚持体育锻炼

坚持体育锻炼是防治失眠的最好办法。通过锻炼使大脑皮质的兴奋和抑制状态得到必要的调整，避免大脑神经细胞的能量消耗过度。适宜的锻炼方法很多，如《紫岩隐书》云："每夜欲睡时，绕室行千步，始着枕。"躺在床上，亦可配合穴位按摩，如自我按压内关、神门、足三里、三阴交等穴位。

☞ **室内摆放花草要小心**

在家中养几盆观赏植物，气味芳香，赏心悦目，但有些花草植物的气味或花粉会使人产生不适症状，尤其是准备怀孕的女性会备受影响。

1. 有毒性的花卉

室内不能放有毒的花卉，包括黄杜鹃、郁金香、一品红、夹竹桃、光棍树、五色梅、水仙花、八仙花、石蒜、含羞草、虎刺梅、万年青、霸王鞭、滴水观音等。这类花卉颜色虽然艳丽，但气味和花粉对人体健康有害，若长时间接触，或一次大量吸入有毒成分，往往会引起中毒，轻则过敏，重则引起神经系统症状或休克，因此准备怀孕的夫妇，在居室里不宜摆放不利于优生的花草。

2. 不宜长期放在室内的花卉

⊙松柏类花木，如翠蓝柏等。

⊙洋绣球花，如五色梅、天竺葵等。

⊙丁香类花卉，如玉丁香等。

⊙其他类，如郁金香、月季花、紫荆花、兰花、百合花等，这些植物长期在室内存放，其气味对人体健康均有不同程度的影响。

3. 可清除室内污染的花草

⊙清除甲醛：可在室内摆放散尾葵、发财树、文竹、中国兰、仙人掌、富贵竹等。

⊙清除苯：可在室内摆放绿萝、发财树、绿巨人、散尾葵、合果芋、元宝树、海棠花、垂叶榕等。

⊙清除室内挥发性有机物：可摆放吊兰、芦荟、仙人掌、常春藤、龟背竹、绿萝、虎尾兰、龙舌兰、袖珍椰子、千年木、无花果等。

☞ 收起"露脐装"和"紧身裤"

准备怀孕的女性，最好不要盲目追求时尚，特别是一些对健康有害，或有损生育健康的时尚。

1. 穿露脐装可能导致不孕

时下，穿露脐装是女性中的流行趋势。尤其一些时髦女士在冷空气频繁来袭之际，仍然穿着露脐装。殊不知，肚脐是人体最薄弱的部位，风寒极易入侵。"寒冰之地草木不生"，身体内环境如果是冬天，"种子"就不会发芽。很多年轻女性小腹一直都是冰凉的。中医认为，阳气不足者卵子质量不佳，会影响胚胎的受精。由于宫寒，受精后着床也不是很好，胎儿生长就不好，有流产的危险。

适时添衣是秋季养生保健的重要环节，专家表示，喜欢穿"露脐装"的年轻女性很可能因此患上妇科病而导致不孕，如果想怀孕，一定要改掉这个坏习惯。

2. 穿紧身裤易引起细菌感染

女性穿紧身裤可使身材显得修长，更加婀娜多姿。但从生理卫生的角度看，长期穿紧身裤有碍身体健康。女孩子穿紧身裤不利于会阴部湿气蒸发，容易引起细菌感染。女性阴道黏膜经常分泌一种酸性液体，这种酸性分泌物具有防御细菌入侵的能力。因此女性外生殖器总是湿润的。内外衣裤宽松时，由于空气流通，湿气容易散发出去。而紧身裤由于紧贴在皮肤上，不仅正常的湿气不容易散发，而且捂得久了还会增加出汗，冲淡阴道分泌物的酸度，使防菌能力降低。

☞ 要孩子，丢掉穿"丁字裤"的陋习

生育能力虽然是与生俱来的，但也需要小心保护。一些不良的穿衣习惯会影响甚至破坏女性的生育能力，例如穿丁字裤。

1. 穿丁字裤可能影响受孕

丁字裤又称 T 形裤，就是在会阴等皮肤娇嫩处，只有一条绳子粗的布带，很容易与皮肤发生摩擦，引起局部皮肤充血、红肿、破损、溃疡、感染，而且这种内裤的布料通常会选择人造布料，例如不透气的尼龙质地、合成纤维等，如果外界的空气潮湿，就更容易导致细菌滋生，诱发过敏、真菌感染等妇科疾病。

另外，过紧的丁字性感内裤还会压迫肛门周围血管，使女性患痔疮的机会增加。而这些问题会为女性的受孕制造一些麻烦。因此，建议年轻女性，特别是准备怀孕的女性最好不要长期穿丁字裤。

2. 必须穿丁字裤时应注意什么

如果实在是很难改掉穿丁字裤的习惯，白天穿了，晚上回家后应换上棉质、宽松的内裤让局部得到休息；穿丁字裤时最好穿宽松一些的外裤，不要穿同样紧绷的牛仔裤；所穿的丁字裤每天要更换，以减少发炎的机会；局部有病症、月经期以及月经前 2 周的排卵期都不要穿丁字裤；感觉局部瘙痒、疼痛等不适时，应该及时到医院就诊。

☞ 先清除体内的"烟酒毒"

我们都知道，抽烟喝酒不是一种好的生活习惯。但对于准备怀孕的夫

妇来说，就不仅仅是不良生活习惯的问题，抽烟喝酒不仅是优生优育的大敌，而且是引起不孕不育的原因之一。

1. 妇女抽烟、酗酒的危害

妇女抽烟的危害。孕前女性嗜烟会引起月经失调，并减小受孕的可能。而孕妇吸烟不仅影响自身的健康，而且直接影响胎儿的发育。烟草中有 20 多种有毒物质，其中尼古丁的毒性最大，它可以通过胎盘直接进到胎儿体内，使胚胎发育缓慢，引起畸形、流产及先天性心脏病等；由于胎儿的肝脏解毒能力差，烟雾对胎儿的肝脏也有损害，胎儿的大脑受到烟中有毒物质的毒害，会使智力发育迟缓，甚至死亡。据统计，每天吸烟 10 支左右的孕妇，发生畸形儿的危险就增加 10%；吸烟超过 30 支，则畸形儿发生率可增加到 90%，另外，孕妇由于别人吸烟而吸入的烟雾对胎儿也是有害的。

◇妇女吸烟的危害

⊙出生体重低的婴儿（在 2500 克以下）。

⊙胎儿烟草综合征，听力差、先天性心脏病。

⊙反应迟钝、痴呆和体格发育障碍。

⊙出生缺陷，无脑儿、腭裂、唇裂等畸形儿是不吸烟者的 2.5 倍。

⊙儿童癌症，主要是白血病。

◇妇女酗酒的危害

孕妇大量饮酒不仅能引起慢性酒精中毒性肝炎、肝硬化，还会造成子女智力低下。酒精对生殖细胞有不良作用，使受精卵质量下降，发育畸形。此时受孕，孩子出生后可引起酒精中毒综合征，出现体重轻、中枢神经发育障碍，可有小头畸形、前额突起、眼裂小、斜视、鼻梁短、鼻孔朝天、上口唇内收、扇风耳等怪面容，甚至还有心脏及四肢的畸形。

酗酒妇女所生婴儿畸形的概率，比不饮酒妇女高 2 倍。妇女如果每天喝白酒或啤酒 4 杯以上，生下的婴儿每 100 人当中有 25~30 人是心脏畸

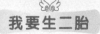

形。即使不是每天喝，一周大喝一次，结果也一样。

2. 丈夫抽烟、酗酒的危害

很多研究资料表明，烟草中的有害物质有抑制性激素分泌和杀伤精子的作用。有人检查了120名吸烟一年以上男子的精液，发现畸形精子比例与每天吸烟量有关。若每天吸烟超过30支者，畸形精子率超过20%，吸烟时间越长，畸形精子越多。吸烟主要导致染色体异常和男性性功能降低。父亲烟瘾重，其子代有可能发生脑积水、心室瓣膜缺损、唇腭裂和尿道狭窄。

吸烟的丈夫，至少要戒烟3个月以上，才可以准备要孩子。

◇丈夫烟瘾大对妻子的影响

如果丈夫烟瘾大，总是一根接一根地抽，妻子就不可避免地处于被动吸烟状态。长期被动吸烟，烟雾中的有害物质如一氧化碳、芳香族化合物等会长期刺激呼吸系统，可导致孕妇睡觉时缺氧，从而使胎盘缺氧，影响胎儿的发育。同时，还会引起孕妇患妊娠高血压综合征，严重者可诱发子痫。

◇丈夫酗酒的危害

酒精对前列腺有损伤作用，并可使精子结构发生变化。研究资料表明，长期嗜酒者的精子中，不活动的精子可高达80%，发生病理形态改变的高达83%。因此，酒精可通过性细胞以及受精卵子产生不良作用，从而影响到受孕和胚胎发育。

☞ **孕期要用的药物提前准备齐**

千万不要等到怀孕不适发生以后才手忙脚乱地去购置药品，应该提前将这些孕期可能需要的常用药品准备好。

1. 预防便秘的药物

女性怀孕后因为体内激素环境的改变，再加上增大的子宫压迫肠道，很容易出现便秘的情况。准妈妈除了在饮食上调理，还应该常备一些可软化大便的药物，如乳果糖、甘油或鞣酸软膏，必要时使用，帮助顺利排便。千万不可随意使用各种泻药，即便是中成药也不可以，因为使用不当很可能会造成流产或早产的发生。

2. 帮助消化的药物

孕早期准妈妈经常会出现恶心、呕吐、消化不良等症状。可以在家里常备一些干酵母片或大山楂丸。干酵母的主要成分是 B 族维生素，适当地使用这些药物对准妈妈有益无害。但切忌过多以及长期服用，否则容易导致胎儿脱离母体后出现维生素 B 缺乏症状。

3. 补钙制剂

通过食物获取的钙质往往难以满足准妈妈身体的需要，特别是在孕晚期准妈妈还会因为摄入钙不足，而出现小腿抽筋、腰背痛等缺钙的症状。家里可以常备一些钙片或是补钙的冲剂，能够适时缓解缺钙的现象。

4. 补铁制剂

怀孕后，准妈妈的血容量增加，对铁的需求量也会相应增加，如果不能通过饮食充分补铁的话，会出现贫血的现象。医生一般都会建议常规补充一些铁剂，如硫酸亚铁。

但补铁的药物有可能会加重便秘的现象，因此，准妈妈在服用补铁药物的同时还应该多摄入一些纤维素含量高的食物，预防便秘。

☞ 厨房里也潜伏着危机

有些习惯我们平时不注意，但当你想孕育一个健康聪明的宝宝时，司空见惯的厨房习惯，也潜伏着危机。

1. 厨房隐藏的危机

⊙塑料饭盒。用聚氯乙烯材料包装食品或盛放食用油和饮用水时，每人每天至少吸入 0.1 微克聚氯乙烯。用泡沫塑料饭盒盛热的饭菜，会产生有毒物质二噁英。这些不光对人体危害特别大，对男性生育也产生直接影响。最好选择无色玻璃或不着色的陶瓷制品。

⊙冰箱。冰箱里的制冷剂对人体也是有害的，所以冰箱里拿出来的东西，吃前一定要热一下。

⊙微波炉。微波炉专用聚乙烯餐具中的化学物质在加热过程中会释放出来融入所盛的饭菜中，这些东西对精子十分有害。有人会使用瓷器，其实瓷器含铅量高，对人体也有害。所以，最好不要用微波炉加热饭菜，还是耐心点用锅热吧。

⊙洗菜。有些人洗菜马虎，随便洗洗泡泡就下锅了，认为反正要经过高温消毒的。实际上这种想法是错误的。高温可以杀死一些细菌，却杀不"死"农药。所以，得先把菜洗干净，用盐水或洗洁精浸泡几分钟，然后用流水反复冲洗干净。

2. 注意厨具卫生

为了更好地通过饮食调养身体，各种厨房用具应保持良好的卫生状况。除了做好清洁工作外，存放的环境也非常重要，其基本的要求就是通风、干燥。

⊙在洗碗池旁边设一个碗碟架，清洗完毕，顺手把碟子竖放。把碗倒扣在架子上，很快就能使碗碟自然风干，既省事又卫生。

⊙选择不锈钢丝和透气性良好的筷筒，并把它钉在墙上或放在通风处，这样能很快把筷子上的水沥干。

⊙菜刀也要选择透气性良好的刀架。

⊙长柄汤勺、漏勺、锅铲、打蛋器、抹布、洗碗布和擦手毛巾，给它们都准备好地方，在清洗之后把它们挂起来。

☞ 孕前警惕"办公室杀手"

职业女性多在写字楼中，环境幽雅，舒适，远离风吹日晒，但设备先进的现代化写字楼往往存在各种污染源。因此，计划怀孕的女性必须知道哪些是办公室杀手。

◎电脑

电脑绝对是办公室女性离不了的得力助手。但电脑所产生的辐射，有可能对胚胎造成损害。怀孕早期的妇女，每周上机 20 小时以上，流产率和胎儿致畸率的可能性增加。所以，在计划怀孕前 3 个月，应远离电脑，或采取防护措施。

◎电话

据调查，电话听筒上 2/3 的细菌可以传给下一个拿电话的人，是办公室里传播感冒和腹泻的主要途径。怀孕女性应该减少打电话的次数，经常用酒精擦拭听筒和键盘。

◎空调

长期在空调环境里工作的人 50% 以上有头痛和血液循环方面的问题，而且特别容易感冒。这是因为空调使得室内空气流通不畅，负氧离子减少的缘故。预防的办法很简单：定时开窗通风，排放毒气。怀孕期间，应每隔两三个小时到室外待一会，呼吸几口新鲜空气。

◎复印机

由于复印机的静电作用，空气中会产生臭氧，它使人头痛和晕眩，启动时，还会释放一些有毒的气体，有些过敏体质的人会因此发生咳嗽、哮喘。怀孕女性要减少与复印机打交道的机会。

☞ **为安全起见，穿上防辐射服**

现在，随着保护意识的提高，许多准妈妈在孕期都会去选购一件防辐射服，来保护自己和胎儿的安全，但是也有些准妈妈不以为然，认为那是完全没有必要的，那么防辐射服到底有没有必要穿？怎样选择和检验防辐射服？

1. 防辐射服到底要不要穿

这个问题是近年来争议较多的问题。到底要不要穿？其实这没有一个绝对的答案。

不过，要告诉准妈妈的是，我们所指的对准妈妈和胎儿能造成极大危害的辐射称为电离辐射，也就是 X 线。其他的电磁辐射并没有这个问题，比如高压线、电脑、超声波（B 超用的）、微波炉和收音机等。这些是非电离辐射，波长要长得多，对人体的伤害非常小。一般只要准妈妈不长时间地近距离接触，是没有害处的。

2. 怎样选择和检验防辐射孕妇装

作为普通的消费者，准妈妈没有专业的检测仪器可以检验自己将要买的防辐射孕妇装是否有效，可通过以下几种简单的方式来判断。

⊙借助手机检测：用手机在电脑屏幕前拨打电话，手机所发出的电磁波会干扰电脑显示器，造成杂波和杂音，这时用防辐射服挡在手机与电脑屏幕之间，杂波和杂音立刻消失，表明防辐射服可以屏蔽掉手机发出的近区场辐射。

⊙燃烧面料的方法：一般防辐射衣服的包装袋内均附有一小块面料供用户检测，准妈妈可以用火烧的方法检测。用火点燃后，检查未烧化的部分，成网状的是防辐射纤维，是第三代最新的工艺，防辐射服就是靠防辐射纤维来屏蔽辐射的。因此，防辐射纤维越多越好。

⊙测衣服的导电性：防辐射面料区别于普通面料的本质在于其有良好的导电性能，准妈妈可以把衣服拿到家电维修部，让师傅用万能表检测衣服的导电性，如果没有导电性，那就是普通衣料而已。

☞ 孕前不要和电脑太亲密

身处互联网迅猛发展的时代，电脑得到更为广泛的应用，并逐渐成为日常生活中必不可少的工具。但长期使用电脑也会给健康带来一些危害，特别是孕前的年轻男女，千万不要忽视电脑对生殖健康带来的影响。

1. 孕前女性不要频繁使用电脑

在电脑以及电视机中的显像管，都由于高电压的电子轰击荧光屏而产生 X 线。而 X 线对人体是有害的，可能致癌，也可能产生遗传效应，特别是对于早期的胚胎有比较敏感的生物效应。因此，对于孕前特别喜欢玩电脑的女性，在计划怀孕后应该适当收敛自己对电脑的热情，不要整天在电脑前工作或娱乐。如果沉迷于电脑，不仅会影响到身体健康，而且会影响心理的健康，严重的除了玩电脑，对什么都提不起兴致，更别说有计划地安排生活和工作了。

专家建议，最好在电脑的荧光屏上附加安全防护网或防护屏，以进一步吸收可能泄漏的 X 线。

2. 男性要正确使用笔记本电脑

美国一项最新研究结果表明，如果成年男性不养成正确使用笔记本电脑的习惯，就有可能会影响到他们的生殖健康。

研究者称，男性最好不要将笔记本电脑放在大腿上，而应该放在桌上使用。如果将笔记本放在膝盖上使用，笔记本发热及两腿对笔记本的支撑作用会使男性生殖器区域温度增高。如果长时间采取这种方式，就有可能导致男性精子数量减低。正常男性的精子产生需要维持合适的温度，将笔记本放在膝盖上使用，机器产生的热量及身体的不正确坐姿都会对男性生殖健康带来不良影响。

☞ 这些危险职业要暂时远离

准备怀孕的女性，为了宝宝的健康最好在孕前 3 个月就离开不利怀孕的工作岗位。

危险职业 1：放射线领域

需远离的职业：放射科医护人员、核能发电站人员、抗癌药物研究人员、电器制造业、程控操作人员、办公室文员、石材加工基地。

危害：如果过量接受放射线，可能影响胚胎发育，增加流产的危险性。

提醒：不少电器都含有少量放射线，积少成多，不得不防。建议在孕前和孕期少接触电脑、电视、手机、吸尘器、微波炉等电器。

危险职业2：重金属领地

需远离的职业：化妆品研究、美容师、理发师、电子装配工、印刷业操作员、照明灯生产、摄影师以及胶卷制造工作者。

危害：一些重金属进入人体能和人体蛋白质相互作用，使其失去活性，影响机体新陈代谢，严重者致癌。可通过胎盘渗透，引起胎儿早产或发育畸形。

提醒：如果妇女曾有过两次不明原因的自然流产，最好在孕前3个月离开有害的工作岗位。

危险职业3：接触化工污染多的工作

需远离的职业：化工基地、化学实验员、加油站、造纸、印染、建材、皮革生产、汽车制造、农业生产。

危害：一些化学物质可通过吸收，进入中枢神经系统，可抑制造血功能，引起胎儿贫血，造血功能障碍，引发畸形或流产。

提醒：如果你的职业属于上面的某一种，会经常接触其中的某种化学物质，那么一定要在怀孕之前3个月开始，一直到分娩结束远离这项工作。

☞ 备孕期间禁忌浓妆艳抹

如今化妆成为女性最热门的话题，不少女性都喜欢化妆。可是，如果女性准备怀孕，最好少化浓妆，同时选择一些天然的化妆品，因为某些化妆品中包含有害化学成分，可能会影响受孕，甚至影响怀孕后胎儿的健康。而且怀孕期间的肤质因为受到雌性激素的影响，面部的色素沉淀增加，一般会出现妊娠斑，特别是孕前有化浓妆习惯的女性，色斑情况会更加突出。为了避免这种现象发生，女性孕前要尽量减少化浓妆的次数。

1. 女性必需化妆时要注意

虽然有的化妆品对女性和胎儿的伤害还没有定论，但始终是科学讨论的一个焦点。因此，女性最好备孕开始就避免使用。如果有些时候一定要化妆，请记住下面几个要点。

⊙选择透气性好、油性小、安全性强、含铅少、不含激素且品质优良的产品，否则天气热时不利于排汗，会影响代谢功能。

⊙最好使用同一品牌。像高科技生化产品、祛痘祛斑的特殊保养品、含激素及磨砂类产品，不要使用。建议使用婴儿用的安全皮肤护理品。

⊙最好不要画眼线、眉毛，不拔眉毛（改用修眉刀）。尽量不要涂抹口红，如有使用，喝水时、进餐前应先抹去，防止有害物质通过口腔进入母体。

⊙每次妆容的清洗一定要彻底，防止色素沉积。

☞ 孕前女性应走出的保健误区

人的身体并不是一个取之不尽的能量仓库，以下诸多健康误区也可能就发生在你身边。准备怀孕的你可不要大意了哦。

1. 不了解家族病史

你知道自己的祖父母、外祖父母死于何种疾病吗？如糖尿病、心脏病以及某些癌症都会遗传。了解自己家庭成员的病史能帮助你提前关注相关脏器的健康。实际上很多恶性疾病如果及早发现，治愈机会还是很大的。

2. 避孕方式一贯制

避孕方法应随着身体状况的改变而变。即使你比较习惯目前的避孕方法，也要在体检时向医生询问是否仍适合你现在的状况。5 年前常用的避孕药未必仍适合你现在的身体。

3. 卫生棉条超期用

忙碌的你也许会忘记卫生棉条的存在。长时间不更换棉条容易导致阴道炎症以及其他妇科疾病。卫生棉条的最长负荷时间是 8 小时，所以睡前务必要更换新棉条。

4. 锻炼模式一成不变

如果多年不改变锻炼模式，很容易造成常锻炼的那部分肌肉劳损，而没有运动到的肌肉一直被忽视。长此以往，有可能使身体不成比例地发展。而且，从心理上看，常换锻炼方式不仅使锻炼更加有效，而且更有新鲜感，也更容易坚持。

5. 常年穿着高跟鞋

高跟鞋问世以来一直备受女性的青睐，鞋跟在 7 厘米以上的高跟鞋使人体重心自然前移，给膝关节造成压力。研究发现，膝部压力过大是导致关节炎的直接原因之一。如果身体重量过多集中在前脚掌上，趾骨也会因为负担过重而变粗，因挤压而变形。

6. 忽视妇科常规检查

最新医学报道发现，近年来，及早发现的宫颈癌死亡率降低了 70%，所以定期做妇科分泌物检查很重要。医生建议所有 18 岁以上的女性，特别是已有性经历的女性，每年至少要进行一次妇科常规检查。

7. 身体处于缺水状态

身体轻微缺水会导致疲劳，因为缺水时血流量减低，而这时心脏不得不增加跳动的次数和力度以确保有充足的供血量。所以，不要等到口渴的时候才喝水，因为当你感到口渴时，身体已经处于缺水状态。平时吃饭的时候应多喝汤，或吃些含水丰富的水果和蔬菜，以每天确保 6~8 杯水的摄入量。

8. 误解高蛋白减肥法

一种比较流行的减肥观念认为，蛋白质和糖类混合后会在体内滞留较长时间。如果只摄取一点就会减少其在体内滞留和被吸收的时间，从而达到减肥的效果。然而糖类是身体能量的主要来源，如果缺乏会导致疲劳和脱水。提供丰富维生素和纤维的蔬菜和水果也不可或缺。无论用什么办法减肥，都必须保证每天摄入的谷物、蔬菜和水果占到总摄入量一半以上。

9. 忽视床垫卫生

我们经常更换床单和枕巾，却容易忽视床垫的清洁。每个季度要清理一次床垫，每年至少要有一次把床垫晾晒 2 小时。床垫脏了，要用肥皂和清水洗涤，不要用汽油或清洁剂，而且每使用半年后要将床垫的前后位置调换一下。

10. 忽视香水的伤害

香水中的檀香油、麝香和柠檬香及酒精等化学成分，在阳光照射下可分解出有害物质，使皮肤灼痛、出疹甚至发炎。所以在喷香水时尽量避免直接喷在皮肤上太多，喷在衣服上也同样可以香气袭人。

8. 备孕禁忌早知道

孕前是一个非常特殊的时期。如果做出一些不恰当的事情，将会有损于日后胎儿的健康。所以，为了优生，准备怀孕的夫妇必须要懂得一些怀孕的禁忌。

☞ 忌盲目听信于偏方

无论是受孕还是怀孕的过程，都要遵照医生的意见。不能盲从各种治疗和所谓的预防方式，更不能乱吃药，但这并不意味着在这个过程中讳疾忌医。总之，始终要保持科学和客观，才是正确的态度。

1. 盲目听取偏方不可取

很多年轻夫妻急于怀孕，会听信各种没依据的偏方验方，或误解一些正确说法，对一些正常现象反应过度，心理负担过重，反而不能进入理想的受孕状态。保持平常的心态，身体健康、心情舒畅、顺其自然才是理想的状态。

另外，很多人会先在网上自己找相关的资料，网上的资料丰富详细，也很容易查阅，但是和其他内容一样，信息的真实性却难以得到保证，不可全盘照抄。从别人那里听来的更不一定对。

2. 孕前准备要科学

首先，在计划阶段，应调试夫妻间的感情，做到性生活美满和谐，情绪稳定、放松。其次，还要养成良好的生活习惯。饮食均衡，不要熬夜，戒烟，避免酗酒，适当锻炼，呼吸新鲜空气，增强体质等都是优质精子和卵子生成的有利条件。

再者，从孕前就要开始预防出生缺陷。无脑儿、脊柱裂等胎儿畸形和孕期叶酸缺乏有明确的关系。女方应从孕前 3 个月开始每日补充叶酸 0.4 毫克。

☞ 好孕自然来，忌把孕育当压力

人人都希望得到一个既健康又聪明的宝宝，但是很多女性从决定要孩子开始，心里就存在着紧张、焦虑甚至恐惧心理，不是担心这个，就是担心那个。其实，这样对怀孕极其不利。那么，到底她们在害怕些什么？

1. 害怕怀不上

有些人通过查资料或看书得知，有很多不良习惯或自身健康问题会影响受孕，而自己和丈夫刚好又一直处于这种状态，所以总担心自己会受到那些因素的影响而怀不上孩子。

其实，只要夫妇身体健康，备孕阶段改掉一些不良习惯，注意补充营养，将体重尽量调节到正常范围，并保持轻松愉快的心情，是完全不用担心自己怀不上的。此时要绝对相信自己，不要一看到不孕的症状就往自己身上套，这样徒然增加心理负担，反而对受孕不利。而且现在医学发达了，即使真的不孕也能够通过医院找出原因并对症治疗，不用太担心。记住，心态好对受孕很有帮助。如果实在担心，可以去医院做个检查，以排除不孕的可能。

2. 害怕怀孕会丢了"饭碗"

很多职业女性从孕前到怀孕就一直忧心忡忡，担心怀孕、哺乳而失去工作。有的女性怕生孩子了没有时间照顾孩子，或怀孕后会给自己的职业发展带来不利，于是将生育时间一拖再拖，使得自己的生育能力因为高龄而下降后更加地忧虑，而这些不良情绪又会直接或间接地影响到胎儿的健康，如此恶性循环，想想都恐怖！

其实怀孕与工作并不矛盾。要知道怀孕是一个很自然的过程，并没有大家所想的那么曲折，只要做好孕前准备，怀孕后定期孕检，饮食上合理搭配，适当补充铁剂、钙剂，就可以顺利地分娩。健康的孕妇，是可以一直工作到分娩前 1~2 周的，当然这取决于孕妇个人的感受和适应力。

3. 害怕生孩子痛

生产痛是不可避免的，但通过一些方法是可以减轻疼痛的。反正迟早要生，拖得越晚，生起来越痛，还不如勇敢面对。其实多了解一些应对分娩的技巧，并学习一些呼吸放松法、音乐放松法、想象放松法、按摩放松法等，都可以减轻分娩的疼痛。而且现在很多医院都推广"无痛分娩"，这样可使孕妇对分娩时的恐惧降到最低。实施"无痛分娩"的整个产程中，产妇可以比较舒适、清晰地感受新生命到来的喜悦。

4. 害怕怀孕后变丑

虽然怀孕确实会让女性的身材受到影响，如骨盆变宽，阴道变松弛、乳房下垂等，还有些人怀孕后发现自己的容貌发生了变化，不仅面部出现了黑褐色的斑点或斑块，而且腹部、乳房、大腿等部位也相继出现色素沉着和妊娠纹。但是，这并不是绝对的，也有很多女性生孩子后身材反而变好了。而且分娩后骨盆、阴道基本可以恢复到以前的状态，唯一不能恢复的是乳房，但是生孩子却可以使乳腺增生不治而愈。

☞ 忌用药物促进排卵

每月按时排卵是怀孕的首要条件，许多不孕症患者因为不能排卵而不得不借助促排卵药物。专家介绍，促排卵药本身是很好的药品，可以帮助那些因为月经不调无法排卵导致无法怀孕的女性怀孕生子。但是，正规医院对这类药物的使用有严格限制，在没有内分泌专业知识的医生指导下绝不能私自乱用。

1. 促进排卵的药物

◎氯米芬（克罗米芬）是临床最常使用的促排卵药物，有利于卵泡发育及排卵，适用于轻症下丘脑－垂体－卵巢轴功能失调，可单独或联合使用。

◎三苯氧胺（他莫昔芬）既有抗雌激素作用，又能产生雌激素样效应，具有雌激素激动剂的分子结构。对部分不孕患者可成功诱发排卵。

◎促性腺激素释放激素激动剂：临床应用较多的有达菲林、达必佳等。

2. 促排卵药不良反应大

以氯米芬为代表的促排卵药物属于激素类药物，人为地使用促排卵药物，促使卵巢多排卵，其结果最终会引发卵巢过度刺激综合征，如头晕、恶心、造成肝肾功能损害等。另外，使用促排卵药物的不良反应十分明显，卵巢在药物的刺激下不断排卵，容易造成女性月经不调、卵巢早衰，出现卵巢过度刺激综合征，少数人则会罹患卵巢肿瘤。

3. 用排卵药生双胞胎风险大

在临床上医生并不提倡患者随意使用促排卵药物，即使产妇通过药物形成双胞胎或多胞胎，母亲在孕期将承担巨大的风险，容易造成产科各种的并发症，胎儿也容易出现营养不良、体重偏低、生存能力差等问题。

☞ 忌准备精细过头

现实生活中，也会有这样一些人，为了孕育一个健康聪明的宝宝，早早地辞职待在家里，连门都不出，一心为怀孕做着准备。其实，孕前准备，大可不必如此，只要做好应做的准备工作，调整好精神心理状态，调养好身体就可以。精细过头，反而会弄巧成拙。

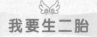

1. 过度紧张影响精卵质量

怀孕前应做的准备根本没有必要如此谨慎。长期处于高度紧张状态可能会造成忧虑、郁闷、神经质等不良情绪，反而会影响到精子和卵子的质量。整天生活在"山雨欲来"的气氛中，情绪肯定好不到哪儿去，因此而影响到性生活的和谐，才真的是亏大了。

2. 孕前盲目进补，孕后更易胖

孕前确实需要补充营养，但也要因人而异，盲目进补是万万不可取的。身体瘦弱、贫血的女性可以多补充营养，以便增强体质。但是如果原本就比较胖，这个时候就应该注意避免体重增加过快、营养过剩了。

孕妇在整个怀孕期间体重增加正常在 12 千克左右，体重一旦超标对自身和胎儿都不利，容易造成巨大儿。如果孕前体重就一发不可收拾，孕后就更不容易控制了。

3. 不要四体不勤

孕前必须预防感冒的发生，应尽量避免出入人流量较多的公共场所。但因此整日待在家里，一动不动，就会"捡了芝麻、丢了西瓜"。医学研究表明，孕前缺乏适量的体育锻炼不利于女性体内激素的合理调配，而且由于缺乏锻炼导致肥胖的女性，极易出现孕期糖尿病。而丈夫如果没有适当锻炼，将会影响到精子的质量。

☞ 芳香、洗涤剂是孕卵的"隐形杀手"

科技给我们的生活带来了便利的同时，也给我们的健康带来隐患。准备怀孕的女性要特别注意，别让一些化学日用品伤害了你的生殖健康。比较常见会损害女性健康或伤害到胎儿的日用品主要包括空气清新剂、洗涤剂。

1. 室内忌用芳香剂

有些家庭习惯使用空气清新剂等来以"香"清除"臭"味。其实，这是加剧了室内空气的污染。大多数芳香剂对人体的神经系统有害，少数还导致造血液系统损害，对皮肤黏膜也有刺激作用。偶尔使用芳香剂不至于造成危害，但对准备怀孕的女性来说，要尽量避免使用过多的化学制剂。

2. 洗涤剂是孕卵的隐形杀手

洗涤剂包括各种洗衣粉、洗洁净、洗洁灵等。孕妇经常接触这类化学洗涤剂，会产生不良影响。洗涤剂中的一些化学物质能使受精卵变性坏死。受孕早期的准妈妈如果过多地接触各种洗涤剂，可通过透皮吸收，使洗涤剂中微量的化学物质在体内逐渐积蓄，极有可能造成流产。

日本学者曾经对孕卵发育障碍与环境因素的影响进行动物试验：用含有 2% 酒精的硫酸（AS）或直链烷基磺酸盐（LAS）涂抹在已孕的小白鼠背部，每日 2 次，连涂 3 天，在妊娠第三天取出孕卵检查，发现多数孕卵在输卵管内已极度变形或死亡。而未涂过 AS 或 LAS 剂的孕鼠，其孕卵已全部进入子宫且发育正常。

由此揭示，含有 AS 或 LAS 之类的化学物质，可通过哺乳动物的皮肤吸收到达输卵管。当孕妇体内此成分达到一定浓度时，可使刚刚受精的卵细胞变形，最后导致孕卵死亡。

☞ 安眠药是优生的"拦路虎"

有的青年人结婚后，由于操劳和生活不习惯等原因，常常出现失眠、乏力、头晕、目眩等症状，甚至出现精神上的疾病而影响正常的婚后生活；也有的男青年患有早泄，性生活不理想。于是有的新婚夫妇就采用安眠药调节各种症状。这种做法对怀孕是十分不利的。

安眠药对男女双方的生理功能和生殖功能均有损害，如地西泮、利眠宁、丙米嗪等，都可作用于脑，影响垂体促性腺激素的分泌。男性服用安眠药可使睾酮生成减少，导致阳痿、遗精及性欲减退等，从而影响生育能力。女性服用安眠药则可影响下丘脑功能，引起性激素浓度的改变，表现为月经期间无排卵高峰出现，造成月经紊乱或闭经，并引起功能障碍，从而影响受孕能力，造成暂时性不孕。

为了避免影响双方的生育能力，新婚夫妇或准备怀孕的夫妇千万不要服用安眠药。一旦发生失眠现象，最好采取适当休息、加强锻炼、增加营养、调节生活规律等方法解决。从根本上增强体质，不可依赖安眠药维持。

☞ X 线检查，孕前 4 周必须禁止

妇女在怀孕前一段时间内最好不要接受 X 线照射。如果在怀孕前 4 周内接受 X 线照射很可能会发生问题。医用 X 线的照射虽然辐射量很低，但脆弱的生殖细胞却可能因此而受伤。

调查表明，在 1000 个儿童中，发现有三色色盲的不少，他们的母亲都曾接受过腹部 X 线照射。因此，妇女平时应尽量减少 X 线的照射，怀孕前 4 周内必须禁止照射 X 线。

☞ 切忌过度使用电热毯

在寒冷的冬季，使用方便、易于控制的电热毯成了不少人的取暖用具。但电热毯并非对任何人都适宜。特别提醒育龄夫妇，过度使用电热毯可影响精子的发生与成熟生育。

精子对高温环境特别敏感。在正常生理条件和一般环境下，阴囊温度应低于体温3℃以上，也就是在34℃左右。位于阴囊中的睾丸和附睾的温度也明显低于体温，这是保证精子发生和成熟的重要条件之一。而一切提高阴囊、睾丸和附睾温度的因素，都可能对精子的发生和成熟形成障碍。

如果长期处于高温环境中，如过度使用电热毯、蒸桑拿、穿牛仔紧身裤等，均可使阴囊、睾丸和附睾温度升高，而影响精子的生成与成熟。所以准备生育、想优生优育的男子，不宜长期使用电热毯。

◎通电时间不宜过长，一般是睡前通电加热，上床入睡时要关掉电源，千万不能通宵使用。

◎有过敏反应的人不要用电热毯。

◎经常使用电热毯者要多喝水。

◎电热毯不要与人体直接接触，应在上面铺一层毛毯或被单。

☞ 备孕女性减少逛街

很多女性都喜欢逛街逛商场，一是为了了解行情和挑选喜爱之物，二是纯属于精神喜好和享受，并没有什么实质性的意义。但是，准备怀孕的女性却忌频繁逛街。

1. 人多拥挤易致病

逛街的妇女，无论步行，还是乘公交车，或者在大商场都会经常遇到人多拥挤的局面，尤其是节假日人流量大时更拥挤，这对人体健康会有一定的负面影响。一方面会使人精神紧张，并有可能导致心理上的拥挤恐慌症。另一方面会引起机体的不适，如头昏脑胀、心跳加快、血压升高、恶心呕吐、疲劳困倦等不适，并可诱发疾病。

2. 空气污染严重

有些商场或专卖店曾进行装修，室内装饰材料及用品器具以及一些正在出售的商品，其所含有毒物质会造成室内空气污染，比如油漆、胶合板、刨花板、泡沫填料、塑料贴膜等材料中，含挥发性有机化合物300多种。这些化学污染物产生的刺激性气体会刺激眼、鼻、咽喉及皮肤，引起流泪、咳嗽、喷嚏、发痒等反应，产生周身不适，如头痛、眩晕、恶心、咳嗽等。

3. 缺氧细菌多、噪声大

据卫生、环保部门对大型商场环境进行的监测，大型商场的空气不仅含菌量大，而且悬浮颗粒物浓度超过规定限度，多者超过10倍以上；二氧化碳浓度高于室外 3 倍。按国家公共卫生标准，商场每平方米空气含菌量应少于 600 个，实际测定，大型商场普遍超过规定标准几倍至几十倍，有的每平方米空气含菌量高达 10 万个，大大超过了标准。此外，人流带来的噪声大多也超过国家规定的应控制在 60 分贝以下的要求，有的已达 80 分贝以上。

☞ 养宠物是健康孕育的"羁绊"

猫、狗等宠物身上隐藏着一种肉眼看不见的小原虫——弓形虫，这种小原虫可以通过动物的唾液、痰等传染给人类，所以，准备怀孕的女性从孕前 6 个月开始就要远离宠物。

1. 宠物会对胎儿产生危害

若女性在孕前感染了弓形虫，不仅自己无法知晓，还会在怀孕后直接传染给胎儿，使胚胎或胎儿感染，引起很多不良结果（如流产、早产、胎儿畸形等）。

2. 如果不想离开宠物，有方法避免感染吗？

如果准妈妈实在不想将宠物送走，那么也是有办法避免感染的。首先，在孕前 7 ~ 10 个月需要带宠物去医院做个体检，并检测一下弓形虫病抗体，如呈阳性，依旧可以把它留在家里。只是需要注意，从此以后将必须每月至少带宠物去医院检查 1 次，以确保百分百的安全。其次，要注意怀孕后不要与宠物亲密接触，不要抱宠物，不要让它舔你的手、面部、饭碗、菜碟等。总之，就是尽量不要直接接触宠物。

3. 孕前养过宠物怎么办

有的女性怀孕前一直都接触宠物，则需在怀孕前去医院做弓形虫病毒检查。特别是此前有过不良孕产史、免疫功能低下者更应该做此检查。检查结果有以下 3 种可能。

如果检查显示已经感染过弓形虫，并已产生了抗体，那么就不需要担心宠物问题了。

如果检验显示从未感染过弓形虫，则表明体内还没有免疫力，那么，最好从此时开始离开宠物，或遵循上文所说的避免方法。

如果化验结果显示正在感染期间，那么，暂时不能怀孕，应在治愈之后再怀孕。

☞ 孕期使用空调应防室内污染

夏季，有很多人认为，躲在有空调的房间舒服极了，在闷热的天气里，人们大多天天使用空调，生活在极度凉爽的小环境里，心情十分舒畅。

然而，机器制造的凉爽其实并不干净，一环保科研机构的检查表明，室内空气污染平均比室外高 20 倍以上，而长时间使用空调的房间，其污染程度更大。

那么，这种室内污染究竟出自何种原因呢？有关专家解释说，这主要与人们对室内环境污染认识不足有关，以致出现室内吸烟的污染，装潢装饰材料、电炊具使用过程中形成的辐射——放射性污染等，所有这些，是由于室内建筑的极度考究，过于密闭，再加之通风设施差，室内外空气的交换能力减弱所致。因此，使这些本来对人体健康影响不大的污染因素，变得过于集中。还有那些吸附在地毯、窗帘等物品上的螨虫、真菌之类的微生物也形成了新的污染源，被牢牢封闭在室内。

有研究表明，目前大多数空调器不具有空气交换及负离子发生设备。因此，一般在运转过程中的空调所提供的是再循环空气，同室外空气相比，缺少人体不可少的负氧离子。这样，人体在室内呼吸到的空气很不新鲜，降低了人体抵抗力。又由于室内外温差悬殊，如果人们频繁进出，忽冷忽热，也极易得病。

如何预防来自室内的环境污染？专家提出，首先必须做到尽量减少封闭阳台、紧闭门窗等封闭建筑的做法，尤其是用过空调以后，要打开门窗，通风换气，保持室内空气流通。另外，厨房、卫生间与居室之间设门以便隔离，厨房里安装抽排油烟机，卫生间也要有排气扇，以减少生活燃料产生的二氧化硫、氮氧化合物、一氧化碳、悬浮颗粒等有害物质的污染，并对室内的家电、家具和装潢材料进行无害化处理，切实保持好室内环境。

☞ 妈妈美甲胎儿遭殃

指甲油含有多种对人体有害的物质，含有大量的化学溶剂（通常占70%），如甲苯、乙酸乙酯（俗称香蕉水）、酒精、邻苯二甲酸酯、甲醛等，对健康产生诸多危害，其中邻苯二甲酸酯会妨碍正常的激素平衡，会导致严重的生殖损害和其他健康问题；而苯和甲醛均是致癌物质。

1. 指甲油中含有致流产物质

指甲油除了会损害人体健康外，其中所含的一种名叫酞酸酯的物质，还容易引起孕妇流产或生出畸形儿。

如果准妈妈怀上的是男孩，这种有害物质还会危害宝宝腰部以下的器官，引起生殖器畸形。所以准妈妈不管是在孕前、孕期还是哺乳期，都应避免使用标有"酞酸脂"字样的指甲油或化妆品，以防酞酸脂引起流产或婴儿畸形。

此外，相比指甲油本身对人的影响，指甲油的气味对人的损害更大。一些化学成分挥发时，会变成气体进入人体，危害准妈妈和胎儿的健康。因此，准妈妈不仅要禁止涂指甲油，甚至连美甲的各种小店都要避免光顾。

2. 孕前多次涂指甲油也不要慌

在1年内涂过多次指甲油，对于胎儿来说，可能会造成影响，但不是绝对的。因此准妈妈不要盲目决定终止妊娠，可咨询医生后再做决定。

若打算要这个孩子，建议准妈妈按时定期做好各个时期的孕检，在孕

19～28周做个四维彩超，可以清晰地看清宝宝是否有畸形，以便尽早发现异常尽早处理。

除了美甲，爱美的女性所热衷的化妆、美发等行为，在准备怀孕前期都应有所控制或者是完全杜绝。因为，各种化妆和染发用品都是十分复杂的化学制剂，尤其是烫发药水，还可能经皮肤吸收后进入血液循环，对卵子产生不良影响，影响正常的怀孕。所以一般在孕前3个月直至分娩，都不要去做烫发、染发等不利于胎儿的事。

☞ 孕前过度减肥后果严重

对于计划怀孕的女性来说，如果节食减肥，不吃或少吃脂肪，使体内营养失衡，就会造成胎儿发育所需的某些营养素缺乏，对优生不利。

1. 过度减肥会影响正常受孕

现代人讲求以瘦为美，有些人更是把"骨感美"看作是最时尚的，但达到蜂腰细腿的代价，却有可能与生育宝宝无缘。因为适当的脂肪是怀孕的条件之一，每一位成年女性每月都会有一次月经，而每次月经都需要消耗身体中一定的脂肪量。只有把月经周期维持在一个正常水平，女性才可能具备生育能力。成年女性的脂肪过度减少，会造成排卵停止或症状明显的闭经。脂肪含量还可能影响雌性激素水平，关系到雌性激素是否呈现出活力。

2. 减肥会导致营养缺乏

胎儿在母亲体内是非常需要营养的，而任何减肥方法都可能致使营养丧失，特别是药物减肥。使用药物减肥，一方面是对大脑的饮食中枢造成一定抑制作用，另一方面是通过一些缓泻剂使多余的水分和脂肪排出体外，从而达到减肥的效果，而这两种途径都可能造成营养不足。如果饮食中枢过于抑制，则容易导致厌食的发生，严重影响准妈妈对营养的吸收，从而导致胎儿的营养危机。

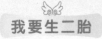
3. 减肥药物可能导致胎儿畸形

一般减肥药物，都不会针对准妈妈配制，也不会考虑到对胎儿是否有影响，使用后，一旦对胎儿有不良反应，后果难以预测，很有可能导致早产儿、畸形儿或有先天性疾病的胎儿发生。

☞ 孕前别养鸟

早在 100 多年前，人们就发现，孕前女性养鸟或频繁接触鸟类，会患一种叫"鹦鹉热"的怪病。研究证实引起此病的病原体是"鹦鹉热衣原体"，它是微生物群中衣原体属中的一种。

1. 鹦鹉热的传播方式及表现

鸟主要是通过粪便向外排泄病原体，所以悬浮在尘埃中的感染性鸟粪微粒对行人和无意中接触者来说，就是感染的来源。如果饲养的玩赏鸟带有鹦鹉热衣原体，它所处的小环境中的空气里就有大量衣原体存在，当你玩赏鸟或清扫鸟粪时就会被感染。偶尔也有被鸟抓伤皮肤或与鸟亲吻后发病的；经过眼结膜或口腔黏膜也可感染此病。

感染衣原体后 1~2 周发病。少数人可出现轻度流感样症状，多数人有发冷、高热（39~40℃）、相对缓脉、头痛、乏力、食欲缺乏、全身肌肉痛和喉痛，并可有鼻出血、斑疹，1 周左右会出现咳嗽、咳痰或血痰。

2. 鸟携带有侵害脑组织的病菌

研究人员发现，鸽子的喙、爪子及粪便中携带新型隐球菌，麻雀、金丝鸟也携带这种病菌。这些病菌可通过呼吸道、消化道、皮肤侵入人体。隐球菌主要是侵害人的肺部和神经系统，对一部分人可继续侵害脑组织，导致一种新型隐球菌脑膜炎，表现为发热、头痛、呕吐等，乃至死亡。

3. 长期养鸟对肺损害大

荷兰莱顿大学选择 65 岁以下的 49 例气管炎、支气管炎和原发性肺癌患者作研究对象，结果表明：养鸟者的肺癌发病率比未养鸟者高 6~7 倍。

专家认为，鸟类呼吸道分泌物、唾液、粪便和羽毛中含有过敏原，人体吸收后，肺泡细胞严重受损，易罹患肺癌。

☞ 丈夫不做孕育准备，是优生"大忌"

现代科学认识到，婴儿出生质量不仅仅与妇女的孕期状况有关，与男性也有着同等重要的关系。男性孕前保健的重点就是要保证精子的质量，值得准备做父亲的男性高度重视。

对精子有害作用的物质包括：

①某些化学制剂，如苯、甲苯、甲醛、油漆涂料、二硫化碳、一氧化碳、杀虫剂、除草剂等。

②某些重金属如铅、汞、镉等。

③某些麻醉药品、化疗药物。

④放射线。

⑤成瘾性毒品，包括大麻、高浓度烟草、烈酒等。

这些有毒物质可作用于男性生殖系统，直接毒害生殖细胞。它们或杀死尚未成熟的精子或使精子畸形，破坏其遗传基因。当受到毒害的精子或畸形的精子与卵子勉强结合之后，胎儿发育就会出现障碍，从而导致流产。

因此，男性育前保健关键有两点：第一，培养良好的生活习惯；第二，避免接触有毒物质。吸毒者应戒毒，吸烟者应戒烟，嗜酒者应戒酒。工作环境存在有毒物质时，应积极采取保护措施。

而所有以上准备工作均应在其妻子准备怀孕前 5 个月左右开始进行，因为精子的成熟需要 2 个多月的时间，而不是今天想要孩子，今天或昨天戒烟戒酒就能解决问题。

9. 和谐夫妻，好"孕"自然来

性生活是人最基本的生理需要。夫妻间只有使性生活达到美满和谐的程度，才能实现优生。

☞ 和谐的性生活是优生的关键

1. 和谐性生活的标准

心理学家把性生活划分为3种性行为过程：一是边缘性性行为，可概括为甜言蜜语的"悄悄话"；二是过程性性行为，即试探性的爱抚动作，包括抚摸与接吻；三是实际性性行为，即性交过程。只有边缘性性行为、过程性性行为双方都得到了满足，才可能进行实际性性行为。

夫妇性生活获得满足，不但能加深夫妻间的情感，使生活更加和谐，而且对优生也是十分有利的。

要想获得性满足，得到性高潮，夫妻双方必须付出相当努力。夫妻双方都得到起码的性满足，方可称为完全的性行为，只有一方得到满足就不叫完全。必须双方都获得性满足，使身心都获得满足，才可能对优生有很大的帮助。

和谐的性生活是每对已婚夫妇的共同愿望，更是优生的前提条件。因此，夫妻要相亲相爱，争取性和谐，争取做到优生。

2. "性福"生活要把握分寸

在进行性生活时，从双方性兴奋开始到射精结束，一般情况下，持续时间以 5 ~ 15 分钟为宜。当然，同一对夫妻每次过性生活的具体情况和环境条件不一样，性生活的持续时间就不一样。

3. 到底多长时间才合适

性生活时，不仅男女双方性器官处于高度充血状态，而且从性兴奋期到高潮期，人体的许多组织器官都参与了这一特殊的生理过程，例如，全身肌肉紧张度明显地增强、心跳加快、心肌收缩加强、血压升高、呼吸加深加快、全身皮肤血管扩张、排汗增加，因而机体的能量消耗明显增加，代谢增强。如果性生活的时间拖得很长，男女双方出现精神倦怠、肌肉酸痛、腰背发酸、全身乏力等不适，这样势必影响第二天的工作和劳动。

从这些不利因素来看，性生活的时间持续过长，对男方及对女方的身体健康都会造成影响，轻则使人身体不适，重则使人罹患疾病。所以性生活时必须掌握好适度的分寸。

当然，女性的性反应过程比男性迟缓，如果从性兴奋到性交结束的时间过短，夫妻间相互调动性欲的阶段太急促，性生活持续不到一两分钟就射精，女方尚未达到高潮期，男方就已射精结束。这样短促的性生活，通常会引起女方的不满足感，进而影响夫妻间的性和谐。因此，性生活持续时间也不能太短。

总之，为了夫妻双方的身体健康和性生活和谐，每次性生活的持续时间，应以双方感到已获得性快感为止，不宜过长，也不宜过短。把握好适度的性生活，对于优生也是很重要的。

☞ 性器官卫生"不容忽视"

每次做爱前，男性除擦洗阴茎和阴囊表面外，同时要把阴茎包皮翻起使阴茎头完全暴露，再用水冲洗，因为包皮和龟头之间有一些腺体分泌物和尿混合的污垢，如长期不清除这些污垢，会造成细菌繁殖引起发炎、局部痒痛影响性交。性交后第二天晨起也应清洗外阴。

女性的外生殖器皱襞较多，附近除汗腺、皮脂腺外，还有尿道、肛门，距离都很近，而宫颈和阴道分泌物均经过阴道口流出，局部污垢较多，易产生臭味，因此女性性器官的清洁更为重要。性交前仅冲洗外阴，阴道内不必冲洗；性交后第二天早晨也要冲洗外阴。平时可每天或隔日用温水清洗外阴 1 次，特别是经期更要注意保持局部清洁。

☞ 经期性生活，为"不孕"埋下祸根

生活中一些女性张扬着"经期不快乐，枉度好时光"，将经期性生活的古老禁忌一股脑儿打个粉碎，还声称："只要本人感觉好，经期性生活没什么不可以的。"专家表示，经期性生活不仅会影响女性的身体健康，也会影响女性的生育能力。

经期性生活很难避免 3 种危险：一是经期子宫内膜脱落，会在子宫颈表面形成很多小伤口。这时候性交，细菌会从平日紧闭而此时微张的子宫颈口进入这些小伤口里，引起子宫内膜炎；二是可能会造成月经血流出受阻，使子宫内膜碎片随经血的倒流进入腹腔或输卵管，形成子宫内膜异位症；三是使精子和子宫内膜破损处溢出的血细胞相遇，使其中的免疫细胞致敏，产生抗精子抗体。这些情况都是摧残生育能力的"杀手"，很难甚至再也怀不上宝宝，尤其是产生的抗精子免疫抗体，常可持续几年甚至几十年，引起顽固性不孕。因此，一定要等到月经结束，仅有少量咖啡样分泌物时，性爱才安全，而且必须使用安全套来预防感染。

☞ 性生活前后杜绝洗热水澡

在日常夫妻生活中，不少夫妻在性生活前，习惯洗热水澡以去污解乏，舒筋活络，再欢度人生之乐。殊不知，浴后立即同房，对健康危害很大。这是因为，热水浴能促进血液循环，引起皮肤血管广泛扩张，使血液大量积存在扩张的皮肤血管内，造成内脏器官血流量减少。这种情况在浴后仍然要持续一段时间，若此时性交，性活动促使性器官急骤充血，机体必须紧急动员分布在皮肤等扩张血管里的血液来补充，这样，机体血液循环就容易发生平衡失调。

再说，热水浴后全身出汗、神经活动也变得平静下来，人体肌肉放松，进入一种非常舒适轻松的"休息状态"。此时若有性交，由于性冲动的激发，性交活动的进行，必然让暂时处于相对静止状态下的肌肉、神经进入紧急动员、加速工作的状态，势必消耗比平时更多的能量，尤其是对身体较弱的人来说影响极大。

性生活前不宜洗热水浴，那么性生活以后是否可以洗热水浴呢？同样是不宜的。原因就在于性交活动是一种较为剧烈的体力消耗性运动，人在运动时，流向肌肉的血液明显增多，心率加快。当运动停止后，这种血液的流动和加快的心率虽有所缓解，但仍然持续一段时间，如果此时立即去洗热水浴，必然会向皮肤及肌肉内增加血液的供应流量，而引起其他重要器官供血量的骤然减少。假如减少了心脏和大脑的供血量，影响其正常生理功能，导致出现浴时或浴后头昏眼花、全身无力、大汗淋漓、心慌气短以至"虚脱"等情况。

☞ 不必刻意追求性高潮

很多夫妻在享受性爱的时候，男方总是很在意自己是否能让女方"满足"。然而，科学研究早已表明，并不是每个女性都有性高潮，即使有，也并不是每一次性生活都能达到。

每一对夫妻都不应过于看重每次性生活都达到高潮，只要在性生活中夫妻双方感到满意和愉悦即可。

对男性而言，应该理解女性在性方面的需求和反应，在性生活中应注意方式的选择、氛围的营造和双方情感的沟通。如果对方确实感觉舒服，不必为了证明自己的性能力和性技巧而苛求对方每次都一定要有性高潮。

至于那些结婚多年从未体验过性高潮的快乐者，或者对性生活没有丝毫激情的，属于女性性功能障碍，有必要到医院请专科大夫诊治。

对女性而言，也应该了解男性的心理，要关心自己的伴侣，不要让他有失落感，并注意对对方进行适当的夸奖。更重要的是，要跟对方进行坦诚的交流，比如觉得对方哪一次的方式或时间处理让自己感觉很好，应该及时让对方知道。因为有句话叫"一般的性可以无师自通，而完善的性是需要教育的"。

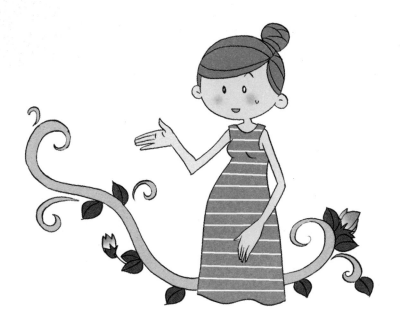

安全孕期篇

1. 生二胎注意你的身体变化

☞ 了解孕后身体变化

刚怀孕时准妈妈自己还不能感受到身体的变化，乳房不会增大，体形没有变化，暂未出现恶心、呕吐等早孕反应，很少有人能意识到自己已经妊娠了。如果你一直坚持测量基础体温的话，会发现此时基础体温持续升高。也有少部分人在受精卵着床时可见白带中带血丝或有点状出血。

1. 基础体温上升

怀孕的话，即使到了月经预算日，基础体温也不会下降，反而继续升高。36.7~37.2℃的低热状态会一直持续到怀孕13~14周，所以，高温状态持续3周以上，基本可以确定为怀孕了。

2. 停经

由妊娠引起的最大的变化就是停经。对于月经周期稳定的妇女，如果月经推迟1周以上，基本可以确定为怀孕。但环境变化或精神刺激也会引起月经推迟或闭经，所以不要急于做出判断。

3. 乳房变化

很像月经前期乳房的变化，只是变化更明显了。对于接触、温度的变化也比平时更敏感，乳头变得敏感，触到内衣会疼痛。乳房变得更柔软丰盈，乳晕变暗、乳晕上细小的乳腺变大。乳头、乳晕颜色加深，也有人会产生第二乳晕，这是妊娠黄体增加的缘故。

4. 痣、雀斑明显

妊娠可引起乳房、面部、腹部、外阴部、腋下等部位的色泽沉着，这是蜜胺色素增加引起的，快者从怀孕初期开始就能出现。痣、雀斑特别明显，眼睛周围肤色变浅。

5. 骨盆腔有不适感

你可能整个下腹部到骨盆腔都感到不适，但是如果你感到一侧有剧烈疼痛，就必须向医生报告。

6. 尿频

排尿增多，排尿后还有尿意，也是怀孕的征兆。这是怀孕后子宫变大压迫膀胱引起的，在怀孕的第 11 ~ 15 周开始出现。妊娠中期，子宫从盆腔上升到上腹部，不再压迫膀胱，这种症状随之消失。妊娠后期，胎儿逐渐长大的头再次压迫膀胱，症状会再次出现。

7. 白带增多

白带是一种无味、有韧性的乳白色黏液，怀孕时白带开始增多。受精卵在子宫内着床，活动开始活跃起来，导致白带的分泌量增多，但如果白带太多，颜色深如巧克力色，同时有脓，则可能患有阴道真菌性炎症或滴虫性炎症。如果白带颜色深或呈红色出血状，一定要向医生咨询。

☞ 了解孕后心理变化

对妇女来说，一旦有喜，除了身体各个器官发生各种生理变化外，心理上也会随着喜事的降临而有不同的变化。

1. 难以置信

有时候你会怀疑，"我真怀孕了吗？我一点异样的感觉都没有"。这些感觉在刚开始怀孕的几周内特别强烈，尤其当你没有出现任何症状的时候；如果你一直渴望怀孕，你可能会担心，这些症状都只不过是因愿望而产生的幻觉，尤其当你看起来没有什么不同的时候。没关系，这一切忐忑不安很快都会随着日渐增加的腰围而消失，放心，真的有一个小宝宝已驻扎在你的体内了。

2. 充满疑惑

即使对于计划已久的怀孕，也会让女人怀疑是否已准备好成为一个母亲，或是否能够成为一个称职的母亲。自己是否能尽到做个好母亲的责任？是否能怀孕到足月并承受分娩时的痛苦折磨？是否能妥善照顾自己的宝宝？如果你也有这些疑问，是很正常的，感到能力不够是准父母必有的感觉。当你开始有疑虑时，你可以学会应付即将到来的改变。

3. 焦虑不安

对于未知的事物，能够坦然面对的人毕竟是少数。怀孕期间适当的担忧是正常现象。如果在没有做好孕前准备工作的情况下就已经怀孕，你也不要担心。

这时，首先要调整好心态，认识到妊娠反应是一种正常的生理现象，要正确对待，努力保持心情舒畅，只要采取一定措施，就会减轻妊娠的不良反应。

其次，要听取产科医生对妊娠知识的介绍，了解胎儿的孕育过程，尽量在思想上和心理上做好准备。再次，还可以经常与做了母亲的人交流，因为她们对妊娠都积累了宝贵的经验，听取这些是十分有益的。

☞ 确定妊娠的几种方法

越早确定怀孕，越能及早做好怀孕的准备，这对母子双方的健康都有好处。一般来说，确定妊娠有以下几种方法：

1. 宫颈黏液法

妇女在妊娠后，卵巢的"月经黄体"不但不会萎缩，反而会进一步发育为"妊娠黄体"，分泌大量孕激素。因此，宫颈黏液涂片有许多排列成行的椭圆体，医生见到这么多的椭圆体就可断定是妊娠现象。

2. 妇科检查

妊娠期间，生殖系统，尤其是子宫的变化非常明显。月经刚过几天时进行妇科检查，如果检查发现阴道壁和子宫颈充血、变软，呈紫蓝色；子宫颈和子宫体交界处软化明显，以致两者好像脱离开来一样，子宫变软、增大、前后颈增宽而变为球形，并且触摸子宫引起收缩，则可断定已经妊娠。

3. B 型超声显像仪检查

受孕 5 周时，若用 B 型超声显像仪检查，显像屏可见妊娠囊，孕 7 ~ 8 周时出现胎心搏动。

4. 妊娠试验

妊娠试验就是检测母体血或尿中有无绒毛膜促性腺激素，如果有，说明体内存在胚胎绒毛滋养层细胞，即可确定妊娠。

☞ 早孕试纸

育龄女性出现停经，不要仅仅依靠一次早孕试纸自测来判断自己是否妊娠，最可靠的还是及时到医院进行全面检查，尤其是呈现弱阳性者。

1. 早孕试纸的优点

⊙操作简单，只需一条试纸，无须其他辅助材料。

⊙显示结果快，受孕后 7 ~ 10 日即可测出，1 分钟内即可显示结果。

⊙试纸质量稳定，室温下干燥保存，有效期为 2 ~ 3 年。

2. 早孕试纸的使用方法

使用时将试纸带有 Max 标记线的一端插入被检测妇女的尿中，平放片刻。20 ~ 30 秒钟后，若试纸条上出现一条紫红色带则为阴性（未怀孕）；

若试纸条上出现两条紫红色带则为阳性（怀孕）。但需注意，无论尿呈阳性或阴性反应，试纸上端均应显示紫红色带，若无此带则表示试纸失效。紫红色带的有无及颜色深浅，表示被检测者尿中绒毛膜促性腺激素含量的多少，若色浅可延长至 5 分钟再观察，仍可得出结论。

3. 早孕试纸只能作为一种初筛检查

虽然早孕试纸号称具有 99% 的准确率，但千万不可过分轻信自己的自测结果。据妇科专家统计，早孕试纸的正确测试率差异很大，从 50% ~ 98% 不等。女性在家里做怀孕自我测试，如果没有任何外界的指导，一般测试结果只能达到 50% ~75% 的精确率。

☞ 让医生帮你诊断

从前面所说的数种征兆中，你虽然可大致判断自己是否怀孕了，但外行人的判断总是模棱两可。有时自己以为是怀孕了，但实际上是卵巢发生疾病，有时即使是怀孕了，却是子宫外孕或葡萄胎等异常的病态。所以还是应该接受妇产医生的诊查，做切实的肯定才对。

1. 找专业医生

怀孕生产时要找的是妇产科医生。一个好的妇产科医生既要有丰富的知识、经验，又要有优良的技术。我们如果想找一位信誉良好的医生，可采用下面的方法。

⊙由熟悉的医生介绍。平常我们患感冒、胃痛等病时，都会找固定的医生看病，届时可请他介绍较有信誉的妇产科医生。

⊙向有经验的人探询。可向曾生产过的邻居、朋友询问，因为她们曾接受诊疗与生产，亲身的体验总是较为真切，所以她们的意见是值得一听的。

☞ 正确了解检查的意义

当我们患一般的疾病或是受伤时，到医院里都会觉得郁闷不快。尤其是第一次怀孕去看妇产科医生时，由于害羞的心理，总是犹豫不决。但你得知道，医生是专家，他（她）会推荐一个好的医生给予你正确的指导，对患者的秘密又绝对能保守。所以当出现征候时，还是尽早到医院检查吧！医院的诊断方法如下：

⊙血液检查。是准妈妈在医院进行的各方面检查中的一种，是通过检查血液中的 HCG（绒毛膜促性腺激素）以确定怀孕与否的方法。HCG 在受精 2 周后（下次月经开始时）产生。

⊙尿检。是根据绒毛膜促性腺激素的有无来确定是否怀孕的方法。在受精 4 周后这种方法的准确率达 100%，受精 2 周后准确率达 90%。

☞ 去医院检查前要做的准备

◇需要空腹

不要吃早饭，也不要喝水，因为有些检查项目需要空腹。收集晨起第一次排的尿液少许，放入干净的小玻璃瓶中，以备化验之用。不要到医院才采尿样，一是可能等不及；二是如果需要做子宫 B 超，需憋尿，如果把尿排出去了，还要等很长时间才能使膀胱充盈；三是晨起第一次排的尿液，化验结果更可靠。带上早餐，抽血后可吃。带一瓶纯净水，以便需要憋尿时喝。

◇B 超检查前要憋尿

因为要在膀胱充盈的情况下做 B 超检查，所以要憋尿，憋尿时要注意以下几点：

不要早晨起来不排尿，这样憋尿的效果不好。因为晨起尿比较浓，有时虽然尿很少，但尿意已经很明显，感觉憋不住了，可膀胱并没有很多的尿。膀胱充盈不足，B超时就不易观察到子宫全貌。

正确的方法是早晨起床后把尿排净，带上早餐，待需要空腹检查的项目完成后开始吃早餐，除主食外，最好喝些豆浆或牛奶，再喝500毫升温白开水。

B超检查前1~2小时喝水，因为时间长憋不住尿，时间太短膀胱不能充盈。

☞ **预产期推算**

通常从受孕到分娩要经过280天的怀孕期，如果将这个数字换算成月，一个月的天数按照月经周期计为28天，结果便是10个月，即40周。连续怀孕时间从最后一次月经的第1天，以开始计算，第280天即为预产期。

1. 预产期的计算方法

月经开始后约2周才会排卵，受精后约1周受精卵才能到达子宫并着床，从受孕机制看，好像没有受孕就开始计算妊娠时间了，这种计算方法多少有点奇怪。其奥秘在排卵期。大多数情况下人们不可能精确把握排卵期。另外，也并不一定在排卵日受孕。于是就假定月经开始后第14天排卵，并受精，以此为基准计算预产期。而如果月经周期不是28天，预产期需稍作调整。这种从最后一次月经第1天开始计算，以第280天为预产期的推算方法称为纳格尔（Nagel）法。将最后一次月经的月份减3（若不够减则加9），日期加7即可得到大概的预产期。

2. 月经周期无规律

纳格尔法只适合月经周期为28天，即月经开始后14天排卵的人。月经周期不规律的人用此方法推算会有误差。另外，即使月经周期规律，如果当月排卵期推迟，或者分娩后还没有来月经又怀孕，这些情况都不能使用上述推算法。因此，一般会根据怀孕的具体情况来推算、确定预产期。如果能确定受孕日期，依次推算得到的预产期最精确。

3. 超声波断层法

近年来，医生一般都根据超声波检查得到的胎儿大小等数据来推测预产期。对于最后一次月经开始日不确定的人而言，这是较准确的方法。由于可计算出胎囊大小与胎儿头至臀部的长度，以及胎头两侧顶骨间径数值，据此值可推算怀孕周数与预产期。

2. 孕期营养补充常识

准妈妈一旦确定怀孕，首先需要了解一下孕期各阶段需重点补充的营养素，为孕期的营养做好充足的准备。

0~8周：继续补充叶酸

补充叶酸可以防止贫血、早产，防止胎儿畸形，这对妊娠早期尤为重要，因为早期正是胎儿神经器官发育的关键。准妈妈应继续按照孕前的指导，坚持口服叶酸来保证每日所需的叶酸（每天补充400微克）。

此外，还要注意多吃富含叶酸的食物，如深绿色蔬菜（苋菜、菠菜、油菜等）；动物的肝脏（鸡肝、猪肝、牛肝等）；谷类食物（全麦面粉、大麦、米糠、小麦胚芽、糙米等）；豆类、坚果类食品（黄豆、绿豆、豆制品、花生、核桃、腰果等）以及新鲜水果（枣、柑橘、橙子、草莓等）。

9~12周：补充镁和维生素A

研究表明，孕早期的3个月，如果镁摄入不足，会影响到胎儿以后的身高、体重和头围大小。准妈妈在孕期保证摄入充足的镁还可以预防妊娠抽搐、早产等，对产后妈妈的子宫肌肉恢复也很有好处。准妈妈可以多吃色拉油、绿叶蔬菜、坚果、大豆、南瓜、甜瓜、香蕉、草莓、葵花子和全麦食品等，来保证镁的摄入。

维生素A参与了胎儿发育的整个过程，对胎儿皮肤、胃肠道和肺部发育尤其重要。由于孕早期的3个月内，胎儿自己还不能储存维生素A，因此准妈妈一定要及时补充足够的维生素A。建议准妈妈多吃甘薯、南瓜、菠菜、芒果等补充维生素 A。

13～16周：补充锌和碘

13周开始，准妈妈需要增加锌的摄入量。缺锌会造成准妈妈味觉、嗅觉异常，食欲减退，消化和吸收功能不良，免疫力降低。富含锌的食物有生蚝、牡蛎、肝脏、口蘑、芝麻、赤贝等，在生蚝中含量尤其丰富。准妈妈每天膳食中锌的补充量不宜超过20毫克。

妊娠14周左右，胎儿的甲状腺开始起作用，制造自己的激素。而甲状腺需要碘才能发挥正常的作用。母体摄入碘不足，新生儿出生后甲状腺功能低下，会影响宝宝的中枢神经系统，尤其是大脑的发育。鱼类、贝类和海藻等海鲜是碘含量最丰富的食物，每周至少要吃2次。

17～20周：补充钙和维生素 D

钙的补充要贯穿于整个孕期。但进入孕中期以后，胎儿的骨骼和牙齿生长得特别快，是迅速钙化时期，对钙质的需求剧增，因此准妈妈尤其要注意补钙。准妈妈可以选择含钙丰富的牛奶、孕妇奶粉或酸奶来补钙。此外，多吃富含钙质的食物。

海产品：如鱼、虾皮、虾米、海带、紫菜等均含有丰富的钙质，极易被人体吸收。

豆制品：如豆浆、豆粉、豆腐、腐竹等，价廉物美，烹调简单，食用方便。

必要的时候，准妈妈还可以在医生指导下每天服用钙剂。补钙的同时注意补充维生素 D，以促进钙的吸收。每日的维生素 D 需要量为10毫克左右。建议准妈妈多进行户外活动，以保证有足够的阳光照射，促进皮肤合成维生素 D，从而促进钙的吸收。

21～24周：补充铁元素

进入21周之后，随着胎儿生长发育的需要，以及准妈妈自身血容量的不断增加，对矿物质铁的需求量日渐增加。为了避免出现缺铁性贫血，准妈妈应注意及时补充铁质。以下是给准妈妈的补铁建议：

多吃富铁食物：适当多吃瘦肉、家禽、动物肝及血（鸭血、猪血）、蛋类等富铁食物。

注意搭配食用有助于铁吸收的食物：在吃富铁食物的同时，最好同时多吃一些水果和蔬菜，也有很好的补铁作用。准妈妈最好鸡蛋和肉同时食用，提高鸡蛋中铁的利用率；或者鸡蛋和番茄同时食用，因为番茄中的维生素 C 可以提高铁的吸收率。

用铁制炊具烹调饭菜：做菜时尽量使用铁锅、铁铲，这些传统的铁制炊具在烹制食物时会产生一些小碎微粒溶解于食物中，形成可溶性铁盐，容易让肠道吸收铁。

25～28 周：补充"脑黄金"

DHA、EPA 和脑磷脂、磷脂酰胆碱等物质合在一起，被称为"脑黄金"。"脑黄金"对于怀孕 7 个月的准妈妈来说，具有双重的重要意义。首先，"脑黄金"能预防早产，防止胎儿发育迟缓，增加婴儿出生时的体重；其次，此时的胎儿，神经系逐渐完善，全身组织尤其是大脑细胞发育速度比孕早期明显加快，而足够"脑黄金"的摄入，能保证胎儿大脑和视网膜的正常发育。

为补充足量的"脑黄金"，准妈妈可以交替地吃些富含 DHA 类的食物，如富含天然亚油酸、亚麻酸的核桃、松子、葵花子、杏仁、榛子、花生等坚果类食品，此外还包括海鱼、鱼油等。

29～32 周：补充糖类

维持身体热量需求到第 8 个孕月，胎儿开始在肝脏和皮下储存糖原及脂肪。此时如果糖类摄入不足，将会造成蛋白质缺乏或酮症酸中毒，所以准妈妈在孕 8 月应保证热量的供给，增加主粮的摄入，如大米、面粉等。

一般来说，准妈妈每天平均需要进食 400 克左右的谷类食品，这对保证热量供给、节省蛋白质有着重要意义。另外，主食除米、面之外；还要增加一些粗粮，比如小米、玉米、燕麦片等。

33～36 周：补充膳食纤维

孕后期，逐渐增大的胎儿给准妈妈带来负担，准妈妈很容易发生便秘。由于便秘，又可发生内外痔。为了缓解便秘带来的痛苦，准妈妈应该注意摄取足够量的膳食纤维，以促进肠道蠕动。全麦面包、芹菜、胡萝卜、白薯、土豆、豆芽、菜花等各种新鲜蔬菜水果中都含有丰富的膳食纤维，准妈妈可在这个月适当地多摄入这些食物。另外，准妈妈还应该适当进行户外运动，并养成每日定时排便的习惯。

37～40 周：补充维生素 B_1

为避免产程延长，分娩困难，最后 1 个月里，准妈妈必须补充各类维生素和足够的铁、钙、充足的水溶性维生素，尤其以维生素 B_1 最为重要。如果维生素 B_1 不足，易引起呕吐、倦怠、体乏，还可影响分娩时子宫收缩，使产程延长，分娩困难。含维生素 B_1 丰富的食物有豆类、酵母、坚果、动物肝、肾、心及瘦猪肉和蛋类等，食用大米、面粉时选择标准米面也可以满足需要。

3. 管理情绪度过二胎孕期

怀孕后，由于生理上的变化，准妈妈的身体会出现异常现象，如呕吐、恶心、没有食欲、白带增多等，提前了解这些不适现象，可帮助稳定孕期情绪。

☞ 妊娠反应（怀孕前 3 个月）

说到妊娠反应人们最先想到的是孕吐，女性怀孕后身体会发生一系列的反应，妊娠反应是怀孕后的第一个反应。很多准妈妈在怀孕早期妊娠反应厉害，恶心、呕吐、食欲差，自己难受不说，更重要的是担心胎儿不能摄入充足的营养，影响其生长发育。那么，准妈妈孕早期发生孕吐时怎么办呢？需要补充营养剂吗？

1. 轻微孕吐不影响胎儿

准妈妈一旦发生孕吐现象，应该顺其自然，因为孕期呕吐症状一般都较轻微，而且多数在妊娠 12 周左右自行消失。虽然孕吐暂时影响了营养的均衡吸收，但在怀孕初期，胎儿主要是处于器官形成阶段，对营养的需求相对后期要少。真正解决孕吐最好的办法是消除思想顾虑，适当调整饮食。

2. 呕吐严重要及时找医生

如果准妈妈呕吐现象比较严重，那么为了保证准妈妈及胎儿健康之需，可以在医生的指导下适当地补充一些营养剂。比如服一些 B 族维生素和维生素 C，还可以减轻妊娠反应的不适。

另外，虽然孕吐一般情况下不会影响身体健康，但也有约 1% 的准妈妈情况十分严重，导致脱水，体重下降。一旦出现脱水、晕眩、心跳加速或呕吐次数频繁，不能进食，呕吐物中夹有血丝，都必须马上去医院。

3. 小方法帮助准妈妈缓解晨吐

早晨起床后恶心就叫晨吐，是孕期的正常反应，不必过于担心，只要掌握一些饮食窍门就能缓解。以下几种小方法也可以帮助准妈妈缓解孕早期的晨吐。

⊙早晨起床时动作要慢。

⊙在床边放一些小零食，如饼干、全麦面包等，每天在睡前以及起床前都吃一点，可以减轻晨吐。

⊙吃姜也可以缓解恶心的症状。不过每天吃姜的次数不可超过 3 次。香蕉也有不错的镇定功效，可以减轻恶心、晨吐。

⊙喝水时加些苹果汁和蜂蜜，或者吃些苹果酱，可以起到保护胃的作用。

⊙清晨刷牙经常会刺激胃产生呕吐，准妈妈起床后不妨先吃点东西再刷牙。

4. 健康饮食减轻孕吐

虽然没有方法从根本上阻止孕吐，但是，只要准妈妈在饮食和生活习惯上做一点小小的调整，就可减轻孕吐的难受感觉。

⊙少吃多餐，避免空腹。可以将一日三餐改为每天吃上 5～6 次，每次少吃一点。或者每隔 2～3 个小时就吃点东西。

⊙茶、柠檬水或甜的碳酸饮料有助于平息反胃的情况。但不要在进餐的同时喝，而应在餐前半小时或餐后半小时喝。

⊙要多喝水，吸收足够的水分才能避免因呕吐造成的脱水。

⊙饮食要清淡，避免吃太油腻或辛辣的食物。

⊙疲劳、剧烈运动、嘈杂的环境等都会加剧孕吐情况。准妈妈一定要注意休息，运动要轻缓，环境也要安静。可以缓慢地散步，减轻恶心的感觉。

⊙室内最好保持空气清新，温度也要适宜。气温过高也会加重恶心、呕吐。

⊙心情的变化也起着很大的作用，压力会加剧孕吐情况。准妈妈要让自己保持心境平和，不要太紧张、焦虑。

☞ 流产（怀孕前 7 个月）

所谓流产（自然流产），即因某种原因胚胎或胎儿自动脱离母体而排出。在 28 孕周前或胎儿体重在 1000 克以下终止妊娠者都是流产。临床上以 12 周为界，将流产发生在孕 12 周前者称为早期流产；发生在 12 周后者称为晚期流产。

1. 导致流产的原因

导致自然流产的原因很多，遗传基因缺陷、免疫因素、母体疾病因素甚至是环境因素，都可能引起自然流产。

⊙胚胎发育不正常，是早期流产最常见的原因。极少数发育不正常的胚胎，即使保住，在出生后也会造成某些功能异常或畸形。

⊙准妈妈如果患有急慢性疾病，比如贫血、高血压、慢性肾炎、心脏病，容易导致流产。患有子宫畸形、盆腔肿瘤、宫腔内口松弛或有裂伤等生殖器官疾病的准妈妈，也有可能造成流产。

⊙准妈妈若受到含汞、铅、镉等有害物质或有毒环境的影响；又或者受到物理因素如高温、噪声的干扰和影响，也可导致流产。

⊙准妈妈若受到病毒感染，母体的病毒通过血液进入胎盘，会导致流产。准妈妈体内黄体功能失调，或者甲状腺功能低下也会造成流产。

⊙母胎双方免疫不适应会导致母体排斥胎儿，以致发生流产。

2. 孕早期的危险信号

⊙**阴道流血**：准妈妈出现阴道流血，可能是胎盘发生了一部分剥离。随着孕期的延长，剥离了一部分的胎盘对胎儿的供血常会不足，有可能造成胎儿发育迟缓。当先兆流产造成胎盘剥离达 1/3 时，胎儿就会有生命危险了，当剥离面积达 1/2 时，胎儿必死无疑。发生宫外孕时也会发生阴道流血。少见的阴道流血原因还有葡萄胎。

⊙**妊娠剧吐**：正常的早孕反应一般在怀孕 3 个月后会自行消失，属于正常生理现象。如果严重到吐胆汁，呕吐物带血，体重明显下降，精神萎靡、脱水、酸中毒（尿中有酮体），影响准妈妈的健康，则属于病理性妊娠，要及时去医院检查。

⊙**突发腹痛**：多见于先兆流产、宫外孕、恶性葡萄胎、早产和胎盘早剥等，准妈妈应及时就医，查明原因。

准妈妈孕早期出现以上症状时，不要太过紧张，最好的方法就是卧床休息，如果情况变严重，则需要及时就医。

3. 如何预防流产

⊙在适宜年龄生产，可以减少流产的发生。

⊙注意均衡营养，摄取足够的维生素与矿物质。

⊙养成良好的生活习惯，协调工作压力，改善工作环境，避开所有污染物质。

⊙避免使腹部紧张或受压迫的动作，如弯腰、搬重物、伸手到高处去取东西及频繁的上楼下楼等活动。

⊙稳定情绪，不紧张、不兴奋，情绪激动和波动会诱发子宫收缩。

⊙一旦发生流产征兆，就应卧床休息，必要时去医院就诊。在流产高发的孕早期要停止性生活。

4. 习惯性流产需谨慎

习惯性流产是指连续发生自然流产达 3 次或 3 次以上者。偶然 1 次流产，可能是优胜劣汰或由于精子、卵子或受精卵的发育异常引起的。但多次连续的自然流产，可能流产的原因已不是偶然，而是可能有固定的因素存在，这个固定的因素也就是造成不育的原因。

如果经过全面检查后确定夫妇双方均无严重疾病，医生同意再次怀孕，就可以放心地迎接再一次妊娠的到来。

另外，有习惯性流产的女性在医生指导下再次怀孕之后，应绝对卧床休息，停止性生活，补充维生素，酌情使用镇静剂。在条件允许的情况下，可住院保胎，观察妊娠的进展。

☞ 白带增多（整个孕期）

准妈妈在怀孕以后，体内雌激素随妊娠的进展而增多，雌激素有促进宫颈腺体和子宫内膜腺体分泌的作用，使阴道黏液量增加。因此，白带要比以前多一些，呈乳白色，无臭味，如蛋清样，这是正常现象。不过即使是正常情况下的白带增多，准妈妈也要注意保持外阴清洁，不要让细菌有任何可乘之机，因为一旦护理不当就很容易感染上炎症。

☞ 胎动（怀孕 4 个月开始）

胎动是胎儿在宫内安危的一个重要指标，通过胎动计数可以了解胎儿在宫内的情况。例如，胎动减少就是胎儿在宫内缺氧的一个重要信号，一旦胎动完全停止，24～48 小时内胎心也会消失。所以，准妈妈有必要了解一下胎动，并学会计算胎动。

1. 什么时候能感觉到胎动

一般在怀孕 16 周时，用听筒就可以听到胎动，怀孕 18～20 周时，准妈妈自己就能够感受到胎动了。最初的胎动很轻微，像肠子在蠕动，随着妊娠的进展，胎动会越来越强烈，准妈妈的感觉也会越来越明显。到妊娠28～32 周，胎动达到高峰。而到了妊娠最后 1 个月，胎儿长大充满宫腔，胎动会略有减少。

不过，由于准妈妈身体情况不同，感觉到胎动的时间可能会有所不同，有的准妈妈能很早就明显地感觉到胎动，而有的则不容易分辨。比如腹壁薄的、羊水少的、感觉灵敏度高的准妈妈就会更早地感觉到胎动，反之则会晚些才能感受得到。所以，如果准妈妈暂时还没有感觉到胎动的话，也不要惊慌，那不过是因为你没有感觉到而已。如果准妈妈超过 20 周还没有感觉到胎动的话，可以到医院去咨询医生。

2. 胎动是什么感觉

每个准妈妈胎动的感受都不太一样，很难总结出统一的规律，有的准妈妈形容胎动就像小鱼在吐泡泡，这是非常形象的。胎动有整个躯干运动的全身性胎动，也有仅仅是伸伸胳膊的肢体运动，这种动作持续时间稍长一点，比较容易感觉。而踢腿这样的下肢运动和胸壁运动，动作持续时间很短，动作也弱，准妈妈一般很难感觉到。

3. 胎动的规律

一般而言，昼夜胎动变化规律为上午均匀，下午减少，夜间 8 ~ 11 点胎动最多。

此外，胎动还与母体关系密切，如准妈妈休息时胎动较多，而准妈妈在运动时胎动就会比较少；母体情绪紧张时胎动减少，情绪平稳后胎动恢复正常。

胎动与准妈妈的体位也有关。左侧卧位时胎动最多，站立时胎动少，当孕妇使用麻醉剂、镇静药物时胎动也受到抑制。

☞ 妊娠 22 周开始坚持数胎动

从 28 周开始直至临产，准妈妈可以每天早晨、中午、晚上各数 1 次胎动，每次 1 小时。然后把测得的 3 次胎动数相加，再乘以 4，就是 12 小时的胎动数。

具体的数胎动方法如下：

准妈妈可采取坐位或侧卧位，将两手放在腹壁上。从胎儿开始动开始数，连续不断地直到停止不动为 1 次。

一般情况下，每小时胎动应在 3 次以上，计算出的 12 小时胎动在 30 次以上即表明胎儿情况良好。12 小时胎动少于 20 次，则意味着胎儿在宫内缺氧；胎动在 10 次以下说明胎儿有危险。准妈妈在数胎动时，一旦发现胎动次数低于正常，应立即到医院检查以明确原因，确保胎儿安全。

4. 高龄孕妇日常保健常识

☞ 孕期注意护理好私密处

孕期具体护理私密处卫生的方法，准妈妈可以参照以下建议。

⊙保持外阴清洁，每天用温开水清洗外阴2～3次。切忌将手指伸入阴道内掏洗，也不要用碱性皂清洗阴道，这样会使阴道呈碱性，利于致病菌的侵入与繁殖。水温要适度，最好是100℃的开水冷却到45℃左右后再使用。

⊙为了防止交叉感染，必须准备专用的水盆及浴巾，以清洗外阴。用盆洗外阴时，应由前向后洗，注意不要把脏水灌入阴道内。如果准妈妈阴部有发炎现象，在淋浴时，切忌使用肥皂或含有香精成分的刺激性用品，也不可使用过热的热水淋浴，以避免加重红肿或瘙痒的症状。

⊙勤换内衣、内裤，洗净的衣裤不要放在阴暗角落晾干，应放在太阳底下暴晒。内裤的洗涤最好以中性肥皂单独清洗，不要和其他衣服一起洗。

⊙大便后，要从前面向后面擦拭，避免将肛门周围的残留大便或脏物带入阴道内。

⊙不要穿太紧的裤子或裤袜，尽量保持通风干燥。

⊙准妈妈在洗好澡后，别急着穿上内裤，可穿上宽松的长衫或裙子，等阴部干后，再穿上内裤，这样可以有效地预防阴部瘙痒。

☞ 准妈妈要选择合适的内裤

⊙由于准妈妈的阴道分泌物增多，所以最好选择透气性好、吸水性强及触感柔和的纯棉质内裤。因为纯棉材质对皮肤无刺激，不会引发皮疹。

⊙准妈妈可以选择孕妇专用内裤，这种内裤一般都有活动腰带，方便根据腹围的变化随时调整内裤的腰围大小。一般的内裤是加长的，高腰的设计可将整个腹部包裹，具有保护肚脐和保暖的作用。

⊙在妊娠晚期，准妈妈还可以选择有前腹加护的特殊孕妇内裤，这种内裤可以起到托腹带的功效，减轻准妈妈的身体负担，让准妈妈轻松过孕期。

☞ 白带异常需看医生

准妈妈在怀孕期间，子宫颈本身具有保护机制，细菌要上行感染进而影响腹中胎儿的概率不大，但如果感染严重或治疗不及时，细菌上行经早破的胎膜到达子宫，就有可能会危及胎儿，使胎儿发生宫内感染；念珠菌混合其他细菌感染还可引起胎膜早破、早产等。

当准妈妈阴道分泌物出现异常或有瘙痒等症状出现时，应该尽快去医院就诊。提供以下几种情况供参考。

⊙阴道分泌物出现黄色、绿色、灰色、凝块等，有时还伴有下腹疼痛的现象，准妈妈需尽快就医诊治。

⊙进行性生活时，最好避免使用润滑剂。如果使用润滑剂后出现红肿、瘙痒情况，必须立刻就医。

☞ 谁都不喜欢妊娠纹

到孕中期，受增大的子宫影响，皮肤弹性纤维与腹部肌肉开始伸长，当超过一定限度时，皮肤弹性纤维发生断裂，于是，在腹部会出现粉红色或紫红色的不规则纵形裂纹。除腹部外，它还可延伸到胸部、大腿、背部及臀部等处。

专家介绍，并不是每一位孕妇都会有妊娠纹，而妊娠纹的严重程度也因人而异，它因个人的体质、遗传基因、孕期体重增加的程度等而有所不同。妊娠纹在生产以后，会逐渐变成为银白色条纹，但很难完全消失。通常情况下，无须对妊娠纹进行专门的治疗，而且目前也没有特别有效的方法。

1. 如何预防、减少妊娠纹

虽然要想完全消除妊娠纹是不可能的，但适当地预防可以从一定程度上淡化产后妊娠纹的程度，具体方法准妈妈可以参考以下建议。

⊙控制孕期体重增长速度，避免脂肪过度堆积是减轻妊娠纹的有效方法。一般而言，怀孕期间每个月体重增加不宜超过2千克，整个怀孕过程中体重增长应控制在11～14千克。

⊙摄取均衡的营养，避免摄取过多的甜食及油炸食品，改善皮肤的肤质，让皮肤保持弹性，减少妊娠纹的发生。

⊙适度的按摩可以增加皮肤弹性，减轻妊娠纹。建议从怀孕3个月开始到生产后的3个月内坚持腹部按摩，可以有效预防妊娠纹生成或淡化已形成的细纹。可以配合使用孕妇专用的除纹霜，产后还可以配合使用精油按摩。

⊙适当的运动对准妈妈来说还是有好处的。实际上，如果能在怀孕之前就坚持做仰卧起坐，或其他腹部运动练习，对皮肤弹性就很有益。虽然孕期中身体的变化给准妈妈行动造成一定限制和不便，但也应该做适当和适量的产前运动。这样可以减少体内多余的脂肪堆积，增加皮肤对牵拉的抵抗力，还有利于减轻生产时的疼痛感，对妊娠纹的预防也是很有益的。

2. 产后如何消除妊娠纹

妊娠纹一旦产生，要想完全消除是比较困难的。妈妈产后要想减淡妊娠纹的痕迹，可以尝试以下一些小方法。

用鸡蛋清橄榄油敷抹腹部。具体做法：取鸡蛋清1个，加入几滴橄榄油调匀。把腹部洗净后，按摩10分钟，再把调好的蛋清涂抹在腹部，边抹边按摩。

抹完之后，可以用纯棉的白布条裹在腰腹部，白天裹好，晚上睡觉时放开，第二天更换，因为蛋清有收紧皮肤的作用，这样不仅有助于产后妊娠纹的消失，还有助于体形的恢复。

目前有一些保健品，主要是供孕妇使用的，可以促进真皮的纤维生长，增加皮肤弹性，预防妊娠纹，但对于已经形成的伸展纹还没有较好的方法。建议不要随便用药，可请医生帮忙。否则误食激素类药物，还会造成类似的萎缩纹。

☞ 预防和消除水肿

据统计约有75%的准妈妈，在怀孕期间或多或少会有身体水肿的情况发生。这是由于在整个怀孕过程中，准妈妈的体液会增加6～8升，其中4～6升为细胞外液，它们潴留在组织中造成水肿，脚掌、脚踝、小腿是最常出现水肿的部位，有时候甚至脸部也会出现轻微的肿胀。这种情况越接近生产日越严重，如果又碰上天热，肿胀就会更加明显。生理性水肿不会对胎儿产生不良的影响，在产后会慢慢自愈，准妈妈不必过于担心。

1. 生理性水肿和病理性水肿

◇生理性水肿

生理性的水肿一般多发生在脚踝或膝盖以下处，通常孕妇在早晨起床时并不会有明显症状，但在经过白天久站和夜间活动量减少后，大约在晚上睡觉前，水肿症状就会比较明显。

◇病理性水肿

一般来说，孕期水肿属妊娠正常现象，经休息或抬高下肢后能自行消退者，不需特别介意。不过，经适当休息后仍不能消肿者，或手背及小腿处按压后皮肤不能恢复原状时，应到医院检查发生水肿的原因，不能大意。因为很多疾病可能引起水肿，如妊娠毒血症、肾脏病、心脏病或其他肝脏方面的疾病等，而且这些疾病会对准妈妈和胎儿带来伤害。

2. 饮食缓解水肿

⊙不要吃过咸食物。为了避免水肿加重，准妈妈要吃一些清淡的食物，不要吃过咸的食物，尤其是咸菜。水肿较严重时，需适当控制水分的摄入。

⊙多吃蔬菜水果。蔬菜和水果中含有人体必需的多种维生素和微量元素，可以提高机体抵抗力，加强新陈代谢，还具有解毒利尿等作用。可以适当多吃一些利尿消肿的食物，如红豆、冬瓜、西瓜、茄子、芹菜等。

⊙不要吃难以消化和易胀气的食物。有水肿症状的准妈妈，应少吃或不吃难消化和易胀气的食物，如油炸的糯米糕、白薯、洋葱、土豆等，以免引起腹胀，使血液回流不畅，加重水肿。

⊙多吃蛋白质。准妈妈应保证每天摄入足量的蛋白质，多吃一些禽肉、鱼、虾、蛋、奶等动物类食物及豆类食物。

3. 注重日常生活细节可缓解水肿

避免久坐久站。要经常改换坐立姿势；坐着时应放个小凳子搁脚，促进腿部的血液循环通畅；每一个半小时就要站起来走一走，站立一段时间之后就应适当坐下休息，步行时间也不要太久。

保持侧卧睡眠姿势，这可以最大限度地减少早晨的水肿。每天卧床休息至少9小时，中午最好能躺下休息1小时。另外，准妈妈晚上睡觉时，可以把腿部垫高，这样第二天起床时会感到舒服一些。

给自己选一双好鞋。一要简单舒适、宽松，二不要穿高跟鞋。注意不要穿太紧的衣物，以免阻碍体内循环。

适当运动也是消除水肿的好方法。散步、游泳等都有利于小腿肌肉的收缩，使静脉血顺利地返回心脏，减轻水肿。

适量的泡澡也可以减轻水肿症状。同时还可以配合适当的按摩消肿。注意按摩时要从小腿方向逐渐向上，这样才有助于血液返回心脏。

☞ 小腿抽筋怎么办

半数以上的女性在孕期会发生腿部抽筋，多发生于怀孕 7 个多月以后，或是在熟睡醒来后，或是在长时间坐着、伸懒腰、伸直双腿时。

1. 孕期发生腿部抽筋的原因

⊙在孕期准妈妈体重逐渐增加，双腿负担加重，腿部的肌肉经常处于疲劳状态。

⊙为满足胎儿的发育，准妈妈需要较常人更多的钙，尤其在孕中、晚期，每天钙的需要量增为 1200 毫克。如果饮食中摄取钙不足，血钙浓度低，当体内缺钙时，肌肉的兴奋性增强，容易发生肌肉痉挛。而此时腿部肌肉的负担要大于其他部位，因此更容易发生肌肉痉挛。

⊙夜间血钙水平比日间要低，故小腿抽筋常在夜间发作。

2. 如何预防和减轻小腿抽筋

⊙为了避免腿部抽筋，应多吃含钙的食物，如牛奶、鱼骨。五谷、果蔬、奶类、肉类食物都要吃，并合理搭配。适当进行户外活动，接受日光照射。

⊙注意不要使腿部的肌肉过度疲劳，不要穿高跟鞋。

⊙睡前可对腿和脚进行按摩。

⊙必要时可加服钙剂和维生素 D。

⊙一旦抽筋发生，立即站在地面上蹬直患肢；或是坐着，将患肢蹬在墙上，蹬直；或请身边亲友将患肢拉直。总之，使小腿蹬直、肌肉绷紧，再加上局部按摩小腿肌肉，即可以缓解疼痛甚至使疼痛立即消失。

☞ 静脉曲张怎么办

约有 1/3 的准妈妈怀孕后会产生程度不等的下肢静脉曲张或微血管扩

张。那么，孕期应该怎样做好静脉曲张的防治呢？

1. 什么是静脉曲张

妊娠后增大的子宫压缩盆腔的血管，尤其是处在大腿根部附近的髂骨处静脉受压更大，所以引起腿部、外阴部血液回流障碍，血液积聚在所属部位的某些静脉分支内，致使血管扩张、弯曲，形成像蚯蚓一样的青筋，医学上称之为静脉曲张。

轻度静脉曲张不会引起任何不适症状，当其加重时，会出现沉重感和疲劳感。静脉曲张扩大后，管壁变薄，容易破裂出血，造成下肢水肿、酸胀，因此，要注意防治。

如果准妈妈经过休息后，症状没有减轻，就应该及时就医。一般情况下静脉曲张会在分娩后自行恢复，若产后症状仍没有缓解，可采用手术治疗。

2. 提早预防静脉曲张

每天做适度温和的运动。坚持锻炼有助于避免过量脂肪堆积、保持良好的血液循环并强韧血管。慢走、游泳都是不错的选择，但要避免过度的有氧运动，比如蹬自行车和慢跑，因为这些会增强腿部静脉的压力，使问题加重。

不要穿紧身的衣服。腰带、鞋子都不可过紧，且不要穿高跟鞋。准妈妈也可以在医生指导下，穿着渐进压力式的医疗级弹性袜来减轻静脉曲张症状。

睡觉时尽量左侧躺，避免压迫到腹部下腔静脉，减少双腿静脉的压力。建议准妈妈睡觉时用枕头将脚部垫高。

尽量避免长期坐姿、站姿或双腿交叉压迫。准妈妈休息的时候可将双腿抬高，能帮助血液回流至心脏。

不要提重物。重物会加重身体对下肢的压力，不利于症状的缓解。

避免高温。高温易使血管扩张，加重病情。

3. 准妈妈选用医用弹力袜有讲究

预防和缓解静脉曲张还可穿一种专业的弹力袜。这种袜子比女性穿的普通长筒袜要厚得多，它按腿的粗细长短分为五六种型号，这种弹力袜在正规医院的血管外科都可买到。

选择合适的弹力袜。所谓合适，即穿上后感觉踝部压力最大，小腿次之，膝以上最小，并且不影响膝关节活动，坐下或下蹲时不会起褶，舒适贴身。如果穿上弹力袜后感觉整个袜子的压力基本一致，则为不合适，其弊大于利，不仅不能改善血液循环，反而阻碍血运。

根据病变部位选择袜子的长短。由于妊娠期静脉曲张病变多局限于小腿及踝部，所以一般选择膝长型的袜子即可达治疗目的，个别累及大腿静脉的准妈妈可以选择腿长型弹力袜。

注意袜子弹力和压力的大小。妊娠中晚期为预防下肢静脉曲张，应选择低压弹力袜（预防型 18 毫米汞柱），治疗则用中压（治疗型 20～30 毫米汞柱），不宜用高压型。

5. 做好二胎孕期胎教

无论你是正在打算怀孕，还是已经怀孕，相信你和许多准妈妈一样，心中会有这样的疑问：胎教真的如传说中那样有用吗？

☞ 胎教益处多

很多人都会有这样的疑问：深居准妈妈腹内的胎儿对外界既看不见又摸不着，怎么能接受教育呢？其实，无数实践已经证明，这完全是可以的。

人们通过胎儿镜观察到，用细棍触胎儿的手心，他的手指会握紧；胎儿的眼睛会随着送入的光线而活动；胎儿从 4 个半月起就非常注意外界的声音。在妊娠的这一阶段，内耳的鼓膜已发育成熟，完全可以用耳朵去听外界的声音，这些情况说明，胎儿在宫内已具有触觉、视觉、听觉等感知能力，在宫内进行胎教时，可以利用这种能力给他传递有益的信息。因此，对胎儿进行胎教是有其一定的生理基础的。

☞ 胎教的目的不是创造神童

胎教的目的是促进胎儿的感觉功能发育成熟，而不是让胎儿成为神童。

所谓胎教过程中实施的教育，不同于出生后的教育，主要是对胎儿六感功能的训练，即皮肤的感觉、鼻子的嗅觉、耳的听觉、眼的视觉、舌的味觉和躯体的运动觉。通过适当合理的信息刺激，促进胎儿各种感觉功能的发育，为出生后的早期教育打下良好的基础。所以，接受过正确胎教方法的宝宝，在出生后对音乐敏感，有音乐天赋；心理行为健康，情绪稳定；语言发展快，说话早；大运动能力发展优秀，动作敏捷，协调；手的精细运动能力也发展良好。学习能力和智能发展都超过未接受过胎教的宝宝。

☞ 胎教从什么时候开始

从广义上讲，胎教应该从选择配偶时就开始。因为配偶的思想品质、性格气质、健康状况、相貌、教养等多种因素都将对胎儿产生潜移默化的影响。

从狭义上讲胎教应从受孕时开始，即从生命诞生之初开始。因此，与其强调胎教开始的时间不如强调整个妊娠期都要持之以恒。特别是怀孕 4 个月之后，这时胎儿有听觉，准妈妈可以经常给胎儿听听胎教音乐，但不要将喇叭直接贴在肚子上，声音也不能太大，以免伤到胎儿的听觉神经。也可让胎儿听些儿歌、唐诗等。最主要的是准爸爸和准妈妈要多和胎儿说说话，知道胎儿的听觉是有记忆的，他能分辨出爸爸妈妈的声音，就会觉得很安全。胎教方法有很多种，也有一些讲究，准妈妈可以买一本胎教书或参加胎教学习课堂学习一些胎教方法。

☞ 胎教方法要正确

首先，胎教要适时适量。要观察了解胎儿的活动规律，一定要选择胎儿觉醒时进行胎教，且每次不超过 20 分钟。

其次，胎教要有规律性。每天要定时进行胎教，让胎儿养成规律生活的习惯，同时也利于出生后作息规律的建立，为其他认知能力的发展奠定基础。

每天什么时候进行胎教最好呢？中午 12 点，人的视力处于最佳状态，可以明朗清晰地看到美丽的风景，准妈妈可以在这段时间去欣赏优美的绘画作品；晚8～11点，这个时间是准妈妈听神经最敏感的时间，也是最佳胎教时间。准妈妈已经吃完饭，并稍作休息，精神慢慢恢复，当然最好能和准爸爸一起进行胎教。

☞ 让大宝跟胎儿多交流

孕期十个月，妈妈的身体上会出现一些不适。由于妈妈不能继续经常抱大宝，也害怕年幼的大宝不小心碰撞到妈妈，所以大多数家长经常会避免让大宝过多接触妈妈的肚子，其实这是不对的。

在家长的看护下，最好是爸爸抱着大宝，让他（她）经常与妈妈肚子里的小宝宝打招呼，讲讲话，或者可以让大宝给胎儿唱唱歌，读读小故事，这样一来，在对胎儿进行胎教的同时，也可以疏导大宝的心理情绪，还可以增进大宝对小宝宝的关心和爱护，他（她）会变得更加有责任心。

6. 二胎孕期饮食计划

☞孕妈妈安胎养胎菜谱推荐

三十几岁的孕妈妈一般会更加珍视腹中的宝宝，唯恐宝宝营养不足，拼命多吃以补充营养满足宝宝的需求。但我们认为孕妈妈不应吃得太多，否则对母子健康非但无益反而有害。在孕妈妈每天的饮食中，要减少人工兴奋剂和咖啡、酒、碳酸饮料的摄取，多喝水和牛奶。下面为孕妈妈们推荐一些营养丰富又可口的菜肴。

彩椒炖猪蹄

【功效】开胃助食，补充体能，增强身体造血功能。

【材料】土豆1个，红、黄椒各1个，洋葱1头，月桂叶2片，猪蹄3个，番茄2个，盐1小匙，番茄酱1大匙。

【做法】①土豆削皮，切块；洋葱剥皮，切小块。

②红、黄椒切开去子，切块，番茄切块。

③将以上材料和猪蹄、调味料一起放入两碗水中，大火烧开后转小火炖25分钟即可。

火炒五色蔬

【功效】调养五脏，宁心安神。

【材料】玉米笋4根，百合100克，芦笋数根，红椒半个，香菇2个，盐1小匙。

【做法】①玉米笋洗净切片，百合洗净剥瓣，芦笋洗净切段，红椒去籽切条，香菇去蒂切条。

②油锅烧热后，放入各种材料，用大火炒，加盐，待熟即可。

红豆紫米甜汤

【功效】改善孕期贫血及虚冷的状况。

【材料】红豆30克，紫米50克，桂圆肉10克，糖适量。

【做法】①红豆及紫米分别洗净后用清水浸泡，隔夜至软。

②将红豆及紫米加入两碗水中，先用大火煮开，约10分钟后，再以小火煮1小时至红豆及紫米完全熟透。

③放入桂圆肉，煮至桂圆肉变得蓬松，再加入糖调味即可。

黄芪山药鸡汤

【功效】润肺止咳，提高免疫力。

【材料】黄芪15克，山药1段，鸡腿1只，枣10粒，盐2小匙。

【做法】①山药削皮切块，鸡腿洗净，入热水汆烫、沥干。

②黄芪、红枣用清水冲洗干净。

③将以上材料加入6碗水中一起煮，大火烧开后转小火煮约25分钟，加盐调味即可。

葱头西红柿炖肉

【功效】预防感冒、提高免疫力。

【材料】葱头1个，西红柿1个，梅花肉300克，西红柿酱2大匙，盐1小匙。

【做法】①将葱头剥皮、洗净，切成块状。

②西红柿洗净、去蒂，切成块状。

③将以上材料和梅花肉、调味料加入两碗水中一起煮，大火烧开后转小火煮约25分钟即可。

百合炒虾仁

【功效】安神助眠。

【材料】百合200克，虾仁300克，红椒1/8个，盐1小匙。

【做法】①将百合剥瓣、洗净，红椒洗净切小片。

②虾仁剔去沙线，洗净。

③油锅烧热后倒入虾仁炒，再放入百合、红椒及调味料，加2小匙水，炒至虾仁熟即可。

高钙元气早餐

【功效】补充钙质。

【材料】吐司2片（约80克），低脂干酪1片（约20克），水渍鲔鱼20克，鸡蛋2个，色拉油5克。

【饮料】低脂鲜奶200毫升，原味酸奶1/2杯。

【生菜沙拉】小黄瓜30克，生菜20克，大西红柿50克，香吉士50克。

【做法】①将奶酪、鲔鱼夹在两片土司之间后切成四等份。

②将鸡蛋打散搅拌均匀。

③将土司表面均匀沾满蛋液后下油锅煎，表面煎至金黄色即可出锅食用。

④小黄瓜洗净后切成长条状。

⑤大西红柿洗净后切成块状。

⑥生菜洗净后撕成片状。

⑦香吉士洗净后榨汁，将汁液和酸奶调匀，淋在准备好的食材上即可食用。

鲑鱼起司卷

【功效】鲑鱼含有丰富的EPA及DHA，对胎儿的脑细胞发育很有帮助；四季豆中含有叶酸，可促进胎儿中枢神经正常发育，减少畸形儿的产生。

【材料】鲑鱼 50 克，吐司 1 片，低脂起司 1/2 片，海苔片 1/4 张，四季豆 30 克，油 5 克。

【做法】①油倒入锅中烧热，将鲑鱼洗净，放入油锅中煎熟。

②四季豆洗净、挑去硬梗，切成约 6 厘米的长条，再放入热水中煮熟。

③将吐司对切（可去边），夹入低脂起司片、四季豆及鲑鱼。

④用海苔将所有材料卷起即可。

苹果木耳鸡汤

【功效】润肺养肤，去除皮肤暗沉色素。

【材料】苹果 1 个，白木耳 1 朵，鸡腿 1 只，盐 2 小匙。

【做法】①苹果削去皮、去核洗净，切成块状。

②白木耳放入水中泡软去蒂，切成小块。

③鸡腿切块，洗净后放入热水中烫去血水，捞起沥干。

④将切好的苹果和白木耳、鸡腿一起加 4 碗水煮，大火煮开后，转小火慢炖 25 分钟，加盐调味即可食用。

竹笋海菜汤

【功效】清肠胃、通宿便、促进肠胃蠕动。

【材料】绿竹笋一根，海菜一大匙，盐两小匙。

【做法】①绿竹笋剥去外边的硬皮，削去粗皮，洗净切成薄片。

②在锅中放 4 碗水煮竹笋，大火烧开后转小火煮约 5 分钟，放入海菜和匀，加盐调味即可。

五色蔬菜汤

【功效】补充钙质、蛋白质、维生素和膳食纤维，预防贫血，安神。

【材料】鲜香菇两个，西蓝花 100 克，菜花 100 克，西红柿 1 个，红葱 2 个，红甜椒 1/2 个，胡萝卜 50 克，鲜奶油 100 毫升，奶油 100 毫升，面粉 1 大匙，高汤 500 毫升，盐少许。

【做法】①将上述蔬菜洗净，红葱切细末，其他蔬菜切成适当大小备用。

②鲜奶油用 100 毫升热开水混合均匀备用。

③锅烧热后，放入奶油、香红葱末、面粉一起翻炒，加入鲜奶油，煮至面糊融化后起锅。

④另取汤锅，放入高汤和所有蔬菜，煮约 10 分钟，加入面糊拌匀，续煮约 5 分钟后，加入少许盐调味即可。

十全大补鸡汤

【功效】保暖，增强体力，预防手脚冰冷。

【材料】当归 10 克，熟地 15 克，炒芍 10 克，川芎 5 克，黄芪 15 克，党参 15 克，白术 10 克，茯苓 10 克，甘草 5 克，桂枝 5 克，鸡腿 1 只，盐 1 小匙，料酒 2 大匙。

【做法】①药材用清水冲净、沥干。

②鸡腿洗净，用热水氽烫。

③将上述材料加 6 碗水一起煮，大火烧开后转小火煮约 25 分钟，加调味料和匀即可。

豆苗炒牛肉

【功效】牛肉能提供丰富的蛋白质及铁质，可改善孕期贫血的情形；豆苗含有丰富的纤维质，可缓解孕期便秘。

【材料】豆苗 150 克，牛肉片 100 克，姜适量，油 1 大匙，酱油 1/2 汤匙，糖 1/2 茶匙，太白粉少许。

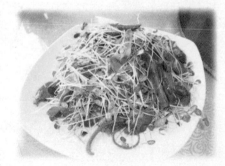

【做法】①豆苗洗净，切成约 5 厘米长的段备用。

②牛肉用太白粉及酱油拌匀备用。

③将牛肉泡入油中，沥干油后待用。

④锅中放少量油，烧热，将牛肉片、姜片、豆苗放入锅中翻炒，加入调味料，炒熟出锅即可。

山药时蔬

【功效】滋补五脏，促进新陈代谢。

【材料】山药1段，香菇2个，胡萝卜1小段，白果10粒，青花椰200克，盐2小匙。

【做法】①山药洗净去皮，切成薄片；香菇去蒂洗净，切成薄片。

②胡萝卜洗净去皮，切成薄片；青花椰掰成小束，洗净。

③在锅中放半锅水煮沸，将山药片、香菇片、胡萝卜片、青花椰放入沸水中煮至熟软后捞出沥干，放入碗中，再撒上少许盐即可。

山药牛柳

【功效】补脾健胃，改善贫血，促进胎儿发育。

【材料】嫩牛肉100克，鲜山药100克，双色甜椒各30克，大蒜1头，蛋白粉2小匙，玉米粉2小匙，盐少许，油少许，酒1小匙，蚝油2小匙，味精1小匙。

【做法】①将上述食材洗净，嫩牛肉、鲜山药和双色甜椒分别切成条状，大蒜切片备用。

②将嫩牛肉条、蛋白粉、盐、玉米粉放在容器中搅拌均匀，静置十分钟，使其充分入味。

③锅烧热后，倒入油，放入大蒜片炒出香味，再放入牛肉条炒至半熟。

④在锅中放入酒、蚝油、味精，翻炒搅拌均匀，再放入双色甜椒条和鲜山药条炒约1分钟即可。

双菇炒豆干

【功效】改善孕期便秘及贫血。

【材料】五香豆干 40 克，甜豌豆 10 克，美白菇 20 克，柳松菇 30 克，胡萝卜 30 克，油、盐适量。

【做法】①美白菇及柳松菇洗净后去蒂，并将水分沥干。

②甜豌豆挑去硬梗，洗净；胡萝卜洗净后去皮，再切成片状。

③五香豆干洗净后切成片状备用。

④将油倒入锅中烧热，放入五香豆干略煎一下。

⑤在锅中放入甜豌豆、胡萝卜片及少量的水翻炒，最后加入美白菇及柳松菇炒熟。

⑥加盐调味即可。

以上的菜谱不仅简单易做，营养丰富，在满足妈妈的营养需求的同时，也是对宝宝有好处的，除此之外，还有一些妈妈比较关心吃什么宝宝可以更加健康漂亮，接下来为大家推荐一些对宝宝各方面发育有帮助的食物。

☞ 对宝宝皮肤好的食物

每一位妈妈都想自己生出来的宝宝漂亮，那么，孕妇吃什么对宝宝皮肤好呢？下面为你详细介绍最影响宝宝皮肤的三类食物。

1. 蔬菜类

西蓝花：西蓝花含有丰富的维生素 A、维生素 C 和胡萝卜素，能增强皮肤的抗损伤能力，有助于保持皮肤弹性。

胡萝卜：胡萝卜素有助于维持皮肤细胞组织的正常机能、减少皮肤皱纹，保持皮肤润泽细嫩。

2. 豆制品类

牛奶：牛奶是皮肤在晚上最喜爱的食物，能改善皮肤细胞活性，有延

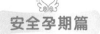

缓皮肤衰老、增强皮肤张力、消除小皱纹等功效。其中含有丰富的维生素E，不仅能破坏自由基的化学活性、抑制皮肤衰老，还能防止色素沉着。

3. 水果类

水果中富含维生素，经常食用水果的人，体内是不会缺乏各种维生素的。更重要的是这对宝宝大脑的发育很关键。因为细胞的生长和分裂需要一些天然有机化合物促成细胞合成，需要数量虽然不多，却是维持生命必不可缺的。这种特殊物质就是维生素，它起着氧化还原作用。

猕猴桃：富含维生素 C，可干扰黑色素生成，并有助于消除皮肤上的雀斑。

西红柿：含有番茄红素，有助于展平皱纹，使皮肤细嫩光滑。常吃西红柿还不易出现黑眼圈，且不易被晒伤。

7. 孕期禁忌常识

随着妇产医学的不断发展，孕妇可能面临的各种危险逐渐降低，女性即便年龄很大，也可以如愿怀上一个健康的宝宝。当然，这是在拥有健康的身体、科学度过孕期的前提下才得以实现的。要想生下健康的宝宝，就不要触犯孕期的各种禁忌。

☞ 孕期应知的饮食禁忌

1. 忌喝酒

怀孕晚期是胎儿神经细胞与脑部沟通与联结的阶段，许多神经传导物质会因为酒精而受到影响，对胎儿的脑部发育会造成严重伤害，有酒瘾的女性应该在怀孕之前就先戒酒，孕期更是禁止喝酒。

2. 忌喝咖啡和茶

咖啡和茶都含有咖啡因，咖啡因有兴奋作用，容易引起孕妈妈心跳加快，胎儿心律不齐。有研究证实，饮用过量的咖啡，会增加胎儿畸形、流产的概率，还会导致新生儿体重过轻。所以孕妈妈在怀孕期间应少喝或不喝咖啡和茶。

3. 忌食辛辣等刺激性食物

孕妈妈如果过多食用含有花椒、辣椒、五香粉等辛辣刺激性香料的食物和油炸食品，容易消耗其肠道内的水分，使其胃肠腺体分泌减少，从而引起便秘。发生便秘后，孕妈妈如用力排便，会使腹压增大而压迫子宫内的胎儿，可能造成胎动不安、胎儿发育畸形、羊水早破、自然流产、早产等不良后果。

4. 忌多吃甜食

孕妈妈吃甜食过多容易引起高血糖，而妊娠高血糖容易引发各种感染，还会导致胎儿巨大，容易造成难产、滞产、死产、产后出血及感染等不良后果。

这里所说的甜食，除了糖类以外，还包括饼干、果酱、蛋糕、水果派、加糖的水果汁、巧克力、冰激凌等，这些食物中所含的营养成分并不多，但孕妈妈吃了之后却很容易发胖。孕妈妈如果过多食用这类食物，体重会迅速上升，从而增加了分娩的难度。研究显示：孕妈妈每日摄入的糖量应控制在 50 克之内。

甜食中的蔗糖经胃肠道消化分解后，可以使体内血糖浓度增加。孕妈妈吃的甜食越多，血液中葡萄糖的浓度就会越高。当血糖超过正常值时，会对身体产生以下不良影响：

①促进金黄色葡萄球菌的生长繁殖，诱发疖疮或痈肿，一旦病菌侵入毛囊底部，又会诱发菌血症，严重威胁胎儿的健康。

②糖在身体内分解会产生大量的热，同时会产生大量的丙酮酸、乳酸等酸性代谢废物，使血液从正常的弱碱性变成酸性，进而形成酸性体质。这种体质是导致胎宝宝畸形与婴儿早夭的原因之一。

③高血糖的孕妈妈容易性情暴躁。

所以，孕妈妈不宜多吃甜食。

5. 忌过量服用维生素

现在大家喜欢服用维生素来强身健体，其实这是非常不科学的做法。维生素并不是百益而无害的。当孕妈妈在选择服用维生素的时候，请务必慎重参考说明书或请教专家。下面，我们就会看看孕妈妈服用过量维生素后，可能对胎宝宝产生哪些不利的影响吧。

维生素 A：美国医学界研究指出，孕妈妈如果服用大量的维生素 A，会增加新生儿唇腭裂、先天性心脏病及中枢神经系统异常等疾病的发生率。

维生素 C：建议孕妈妈每日摄取维生素 C 30～60 毫克，维生素 C 不足会导致坏血病，但服用过量会影响母体对维生素 B_{12} 的吸收与代谢。

维生素 D：建议孕妈妈每日摄取维生素 D 约 400 毫克。维生素 D 可以从天然食物、太阳光紫外线中获取，因此，孕妈妈无须额外再服用维生素 D 片。孕妈妈如果摄取过量的维生素 D，有可能导致母体和胎儿患高钙血症，对维生素 D 的摄取超过 4000 单位就有可能引起新生儿生长迟滞、脸形怪异和主动脉瓣闭锁等问题。

6. 孕妈妈不宜全吃素食

有些孕妈妈担心身体发胖，平时多以素食为主，不吃荤食，怀孕后加上妊娠反应，就更不想吃荤食了，结果整个孕期都以素食为主。这种做法是很不科学的。

荤食大多含有一定量的牛磺酸，再加上人体自身能合成少量的牛磺酸，因此饮食正常的人体内一般不会缺乏牛磺酸。孕妈妈如果全吃素食，久而久之，必然会造成牛磺酸缺乏。如果孕妈妈缺乏牛磺酸，胎儿出生后易患视网膜退化症，甚至导致失明。因此，孕期不宜全吃素食，而是要荤素搭配，营养均衡，这样生出来的宝宝才会健康。

7. 忌多食酸性食物

孕妈妈在妊娠早期一般会出现食欲不振、恶心、呕吐等早孕症状，不少人嗜好酸性食物。研究发现，妊娠早期胎儿细胞组织中的酸度较低，母体摄入的酸性物质容易大量聚集在胎儿组织中，影响胚胎细胞的正常分裂与生长发育，并易诱发遗传基因突变，导致胎儿畸形。

在妊娠后期，由于胎儿日趋发育成熟，其组织细胞内的酸碱度与母体接近，受酸性物质的影响相对小些。因此，孕妈妈在妊娠初期不宜过多服用酸性药物、饮用酸性饮料或食用酸性食物。

如果孕妈妈确实喜欢吃酸性食品，应该选择营养丰富且无害的天然酸性食品，如樱桃、杨梅、石榴、海棠、橘子、草莓、酸枣、葡萄等新鲜水果。这些水果既可以改善孕妈妈的胃肠道不适症状，增加食欲，又可以补充多种营养素，可谓一举多得。

8. 忌多吃桂圆

桂圆虽然是养气补血的良品，但孕妈妈却不能多吃。因为桂圆性温、味甘、能助火化躁，凡是有阴虚内热的人都不适合食用桂圆。当女性怀孕后，会出现阴血齐聚以养胎的现象，因此大多数孕妈妈多吃桂圆后都会导致阴血偏虚，而阴血虚常常会滋生内热，因此孕妈妈常会出现口干、大便燥结、舌质偏红等胎热盛、肝火旺的症状，严重者还会引起腹痛、"见红"等流产症状。

在民间，孕妈妈在分娩时有服用桂圆汤（以桂圆为主，加入大枣、红糖、生姜以水煎煮而成）的习惯。这主要是针对体质虚弱的孕妈妈而言，因为分娩时要消耗较大的体力，体虚的孕妈妈在临盆时往往容易出现手足软弱无力、头晕、出虚汗等症状，喝一碗热气腾腾、香甜可口的桂圆汤，对增加体力、帮助分娩都有一定好处，但体质好的孕妈妈在分娩时则无须喝桂圆汤。

9. 忌吃山楂

山楂开胃消食，酸甜可口，很多人都爱吃，尤其是孕妈妈，怀孕后常有恶心、呕吐、食欲不振等早孕反应，更愿意吃些山楂或山楂制品，以增强食欲。山楂虽然可以开胃，但孕妈妈却不宜多食。

研究表明，山楂可促进子宫收缩，倘若孕妈妈大量食用山楂或山楂制品，容易导致流产。所以有过自然流产史或怀孕后有先兆流产的孕妈妈，应忌食山楂食品。

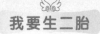

10. 忌吃罐头食品

罐头食品味美、方便，便于保存，许多人喜欢吃。但是孕妈妈如果常吃罐头食品，对健康非常不利。

罐头食品在生产过程中，往往加入一定量的添加剂，如人工合成色素、香精、甜味剂和防腐剂等，这些都是人工合成的化学物质，对胚胎组织有一定影响。在怀孕早期（受孕 19～72 天），胚胎细胞和组织正处于繁殖和分化期，对有害物质尚不具备解毒功能，在此期间胚胎如果受到这些有害物质的影响，容易导致畸胎的发生。

此外，罐头的保鲜期一般为半年至 1 年，市场上出售的罐头食品往往存放时间较长，甚至超过保鲜期，有些已经变质。罐头食品在加工、运输、存放过程中如果消毒不彻底或密封不严，就会产生大量细菌，这些都对人体有极大的危害。

因此，孕妈妈最好不要吃罐头食品，可以多吃一些新鲜的时令水果和蔬菜来代替。

11. 忌喝熬煮时间过长的骨头汤

不少孕妈妈爱喝骨头汤，而且认为熬汤的时间越长越好，这样不但味道好，滋补身体的功效也更好，这种看法是错误的。

动物骨骼中所含的钙质是不易分解的，不论经过多高的温度，也不能将骨骼内的钙质溶解，反而会破坏骨头中的蛋白质。因此，熬骨头汤的时间过长，不但没有益处，反而有害。肉类脂肪含量高，而骨头上总会带点肉，因此熬的时间长了，熬出的汤中脂肪含量也会很高。

熬骨头汤的正确方法是用高压锅熬至骨头酥软即可。这样熬的时间不太长，汤中的维生素等营养成分损失不大，骨髓中所含的钙、磷等矿物质也可以被人体吸收。

12. 忌吃发芽的土豆

发芽的土豆中含有一种毒性糖生物碱——龙葵素，孕妈妈如果食用较多发了芽的土豆，可能会导致胎儿神经发育缺陷。以前，北方冬季蔬菜比较单调，储藏的白菜、土豆成为北方人冬天主要的蔬菜来源，有专家认为，北方过去之所以是婴儿神经管畸形的高发区，而且在秋冬季发病率明显升高，很可能和孕妇在孕早期食用发芽的土豆有一定关系。

13. 忌过多食用鱼肝油

孕妈妈可以适量吃些鱼肝油，因为鱼肝油所含的维生素 D 可促进人体对钙和磷的吸收，但孕妈妈体内如果积蓄过多的维生素 D，会对胎儿不利。研究表明，如果孕妈妈体内维生素 D 含量过多，会引起胎儿主动脉硬化、肾损伤和骨骼发育异常。

维生素 A 也是鱼肝油的主要成分之一，孕妈妈如果过多摄入维生素 A，会出现食欲锐减、头痛及精神烦躁等症状。

因此，孕妈妈不要过多食用鱼肝油，可以多吃些肉类、蛋类和骨头汤等富含钙质的食物，以弥补自身及胎儿对钙的需要。此外，孕妈妈还应经常到户外活动，多晒太阳，以促进身体对钙的吸收。

14. 忌多吃动物肝脏

同量的牛、羊、鸡、鸭等动物肝脏中维生素 A 的含量均高于猪肝，其中鸡肝中维生素 A 的含量是猪肝的数倍。一般情况下，孕妈妈每天需要维生素 A 3000～5000U，超过这个标准则会对胎儿不利，尤其在妊娠期前 3 个月，孕妈妈每天所摄入的维生素 A 如果超过 15000U，就会增加胎儿致畸的危险。

孕妈妈可以多吃一些富含胡萝卜素的新鲜果蔬，因为胡萝卜素可以在人体内转化为维生素 A，同时还可获得孕妈妈所必需的叶酸，可谓是一举两得。

15. 忌食物过咸

如果孕妈妈常吃过咸的食物，就会导致体内钠滞留，从而引起水肿，影响胎儿的正常发育。有下列情况的孕妈妈尤其要注意饮食不能过咸：

①患有某些与妊娠有关的疾病，如有心脏病或肾脏病时。

②体重增长过快，特别是同时出现水肿、血压增高等情况时。

一般情况下，孕妈妈每天摄入的氯化钠不得超过 20 克。如果饮食正常，人体每天可摄入 8～15 克氯化钠，其中 1/3 由主食提供，1/3 来自烹调用盐，而另外 1/3 来自其他食物。

孕妈妈可以多吃下列食物来提味，如新鲜番茄汁、无盐醋渍小黄瓜、柠檬汁、醋、无盐芥末、香菜、大蒜、洋葱、葱、韭菜、丁香、香椿、肉豆蔻等，也可以食用全脂或脱脂牛奶以及用低钠制作的酸奶。

16. 忌长期食用高脂肪食物

在日常生活中，孕妈妈不仅要重视加强营养，还要在膳食结构、饮食卫生及食品选择等方面加以注意，不宜长期食用高脂肪食品，以保证自身健康及优生。

17. 忌吃过敏性食物

过敏体质的孕妈妈如果食用过敏性食物，这些食物经人体消化吸收后，会通过胎盘进入胎儿的血液循环中，不仅妨碍胎儿的生长发育，甚至会损害胎儿的肺、支气管等某些器官，从而导致胎儿畸形。

孕妈妈可从 4 个方面预防食物过敏：

①对以前曾经引起自己过敏的食物，在孕期要禁止食用。

②不吃以前从未吃过的食物或霉变食物。

③不吃易过敏的食物，如虾、蟹、贝壳类食物和辛辣刺激性食物。

④少吃异性蛋白类食物，如动物肝、肾、蛋类、奶类、鱼类等。

在妊娠期，孕妈妈肠道吸收脂肪的功能有所增强，血脂相应升高，体内脂肪堆积也有所增多。但是妊娠期能量消耗较多，致使糖的储备减少，这对分解脂肪不利。孕妈妈体内如果脂肪含量过高，容易引发酮血症，可能会出现严重脱水、唇红、头昏、恶心、呕吐等症状。

☞ **孕期应知的行为禁忌**

1. 远离噪声污染

越来越多的研究表明，噪声会导致胎儿畸形，严重影响人类优生。因此，专家们呼吁孕妈妈要远离噪声。

研究证明，构成胎宝宝内耳一部分的耳蜗从妊娠第 20 周起开始发育，耳蜗在发育阶段极易遭受从外界传入的低频率噪声的损害。有研究表明，胎宝宝内耳如果经常受噪声的刺激，会使脑的部分区域受损，从而导致智力低下。

美国一位儿科医生曾对万余名婴儿进行调查，调查结果显示，机场附近婴儿的畸形率大约为 1.2%，比其他地区高出 0.4%。这些畸形儿主要是腹部畸形、脑畸形和脊椎畸形。日本的调查资料也表明，噪声重污染区的新生儿体重在 2000 克以下（正常新生儿体重为 3000 克左右），相当于早产儿体重。

噪声还会使孕妈妈内分泌腺体功能紊乱，从而使脑垂体分泌的催产激素过剩，引起子宫强烈收缩，导致流产、早产。

因此，为了宝宝的健康，孕妈妈一定要远离噪声。

2. 忌贪图房事

医学临床实践证明，孕期贪图房事是导致流产、早产、早期破水的重要原因之一。因此，为了保证母婴的健康和安全，孕期应严格控制房事。

妊娠早期要节欲。习惯性流产者（怀孕 3 次以上均流产）则应绝对禁止房事。因为在妊娠早期，胚胎正处在发育阶段，如果同房，会使子宫受到震动，很容易使胎盘剥离而引起流产；其次，同房时因孕妈妈盆腔充血，子宫收缩，也会造成流产；最后，精液中含有前列腺素，也可导致孕妈妈子宫收缩而引发流产。

妊娠中期切莫纵欲。在妊娠 4~7 个月时，最重要的是要维持子宫的稳定，保护胎宝宝生长发育的正常环境。如果孕妈妈健康状况良好，胎儿情况正常，那么在妊娠中期还是可以过性生活的，但也要加以节制。

妊娠后期更应当心。妊娠后三个月，因临近分娩期，孕妈妈的子宫下降，阴道缩短，子宫口逐渐张开，若这时同房，羊水感染的可能性较大。临床调查显示，在产褥期发生感染的女性，有50%的人是在妊娠的最后一个月内同房引起的。女性在产褥期如果发生严重感染，会有生命危险。

3. 怀孕早期忌洗热水澡

孕妈妈在怀孕初期，由于早孕反应，身体常会感觉疲惫，洗个热水澡会让孕妈妈感到十分舒服。可是，当孕妈妈悠闲地泡在装满热水的浴缸时可曾想到，洗热水澡会对腹中的胎宝宝产生不利影响，尤其在怀孕前三个月时，如果母体温度过高，就会直接影响到胎儿的生长发育，严重的还会造成畸形儿或低能儿。

研究显示，如果孕妈妈的体温比正常人高 1.5℃，胎儿的脑细胞发育就可能会停滞；如果高 3℃，可能会对胎宝宝的脑细胞造成永久性损害。怀孕早期是胎宝宝中枢神经发育的黄金时期，受到高温的影响，胎宝宝出生后可能会出现智能缺陷和各种器官畸形。洗澡水的温度越高，沐浴的时间越长，对胎儿的损害也就越严重。在国外，有产妇生下无脑儿，医生询问她的早孕史发现，产妇有经常洗热水澡的习惯。美国的一位儿科专家曾做过调查，结果发现，在孕早期每天洗 40~60 分钟热水澡的女性，出现畸胎的概率明显比其他孕妇高。

当然，这种情形并非绝对，也有一些喜欢洗热水澡的孕妈妈，生下的宝宝十分健康。这是因为，每个人的体质不一样，每个人对有害因子的敏感性也不完全相同，有的孕妈妈耐热，就算长时间接触高温物体，体温也不易上升；但有的孕妈妈即使在外界温度不是很高时，她们的体温也会上升得很快。因此，不同的人，洗澡时间的长短不一，怀孕时间的早晚不同，对胎儿的危害程度也不一样。

为了减少畸形儿的出生，建议孕妈妈在怀孕的最初 3 个月，应尽量避免用过热的水洗澡。洗澡时，水温要尽量控制在 39℃ 以下，尤其不要洗盆浴，更不要让腹部长时间浸泡在浴缸里。每次洗澡的时间也不要太长，最多不超过 20 分钟。此外，还应尽量避免高温作业或剧烈运动，天气酷热时应尽量减少外出。

4. 忌盲目保胎

当出现不明原因的流产征兆时，孕妈妈及家属总希望医生能将胎儿保住。这种心情是可以理解的，但对医生而言，首先要对流产的原因作具体分析，然后才能做出正确的处理决定，绝不能盲目保胎。

孕妈妈及家属如果不顾实际情况盲目保胎，就会造成以下后果：

①心理创伤：如果不考虑流产的具体原因，多次保胎都以失败告终的话，会让孕妈妈对怀孕产生恐惧感，并会背上沉重的思想包袱。

②过期流产：盲目保胎可使滞留在宫腔内的胎盘与子宫壁发生粘连，而使用保胎药后，由于保胎药中的某些激素有抑制子宫收缩的作用，使得坏死的胚胎难以从子宫中排出，从而导致过期流产。后期如果再去做补救人流，不仅会大大增加孕妈妈的痛苦，而且还易发生子宫穿孔、胚胎残留或术后宫腔粘连等并发症。

③胎儿畸形：有些流产是由于胚胎发育异常造成的，如果这时盲目保胎，则会导致胎儿出生后畸形。

④母体凝血功能障碍：如果盲目保胎，使坏死的胚胎滞留在子宫内，它释放出凝血酶原会干扰孕妈妈的凝血功能，引起出血，甚至危及生命。

5. 忌用地毯

很多孕妈妈的房间内都铺有地毯，认为它能够吸收噪声和尘埃。其实，孕妈妈不宜用地毯。

因为地毯很容易储存铅，而铅对胚胎有毒害作用；地毯还是螨虫栖身的好场所，螨虫排泄出的小颗粒极易被孕妈妈吸入，使她们发生过敏性哮喘；地毯对家用防腐剂的吸附力也很大，吸尘器很难将其清除。

6. 睡姿忌仰卧和右侧卧

孕妈妈睡觉时不宜仰卧，因为，仰卧会使孕妈妈增大的子宫压在子宫后方的主动脉上，从而使子宫的供血量减少，影响胎儿的生长发育。如果孕妈妈患有妊娠中毒症，仰卧睡觉会影响肾脏的血液供应，使血流量明显减少，排尿量也随之减少，孕妈妈身体内的钠盐及新陈代谢产生的有毒物质不能及时排出，将会加重妊娠中毒，出现血压升高、蛋白尿、下肢及外阴部浮肿，甚至发生昏迷，处理不当，将威胁母婴的生命安全。

此外，仰卧会使子宫压迫下腔静脉，使回流到心脏的血液急剧减少，导致大脑供氧和全身各器官供血量减少，孕妈妈会出现头晕、恶心、胸闷、呕吐、血压下降等症状，医学上将之称为"仰卧位低血压综合征"。

仰卧还可能会造成下肢及外阴部静脉曲张、水肿、溃破出血；诱发胎盘早期剥离，使孕妈妈突然出现腹疼、阴道及子宫内出血，甚至休克，威胁自己和胎儿的生命。仰卧还容易造成子宫压迫输尿管，影响尿路的畅通，增加孕妈妈患肾盂肾炎的概率。

右侧卧的睡姿也不适宜孕妈妈。有时，右侧卧会使孕妈妈下腹腔内乙状结肠受挤压，使子宫不同程度地向右旋转，从而使维护子宫正常位置的韧带和系膜处于紧张状态。系膜中为子宫提供营养的血管受到牵拉会影响胎宝宝的氧气供应，造成胎儿慢性缺氧，严重的还会引起胎宝宝窒息或死亡。

孕期最好的睡姿是左侧卧，这样可以避免上述危险的发生。为确保胎宝宝及自身的健康，建议孕妈妈从怀孕 6 个月开始，要养成左侧卧睡觉的习惯。

7. 忌睡软床

很多人都喜欢睡软床。软床会让人感觉很舒服，但孕妈妈却不适合睡软床，原因有以下几点：

①不利于翻身。专家认为，睡觉时辗转翻身有助于大脑皮质抑制的扩散，可以提高睡眠质量。然而，如果床太软，孕妈妈身体陷在床中，翻身会比较困难。长时间保持一个睡姿，不仅影响睡眠质量，对自己和胎儿也会有不良影响。建议孕妈妈最好睡棕绷床或硬床，上面铺 9 厘米厚的棉垫，并注意枕头松软、高低适宜。

②对脊柱不利。孕妈妈的脊柱较正常人腰部前曲更大，睡软床会对腰椎不利。在软床上仰卧时，孕妈妈的脊柱呈弧形，使已经前曲的腰椎小关节摩擦增加；在软床上侧卧时，孕妈妈的脊柱也会向侧面弯曲，时间长了，脊柱容易易位，压迫神经，使腰肌负担加重，会引起疲劳、腰痛。

8. 忌去人多拥挤的场合

孕妈妈应避免去人多拥挤的场合，因为这些地方存在下列安全隐患：

①人多的地方容易拥挤，孕妈妈一旦被挤，严重者会导致流产，如挤公共汽车、在拥挤的柜台前购物等。

②人多拥挤的场合，最容易发生意外。孕妈妈由于身体不便，一旦发生意外也比较危险。

③人多的地方容易传染疾病。人多拥挤的公共场合中各种致病微生物的密度远远高于其他地方，尤其在传染病流行的季节，孕妈妈很容易感染上病毒或细菌性疾病。这些病毒和细菌对于一般健康人来说，可能不会有太大的影响，但对孕妈妈和胎儿来说却十分危险。

④人多拥挤的地方空气污浊，孕妈妈会感到胸闷、憋气，胎儿的氧气供应也会受到影响。

⑤人多拥挤的场合，噪声比较严重，这对胎儿发育也十分不利。比如在足球场看球赛，观众的加油呐喊声对孕妈妈和胎儿都很不利。

9. 忌使用电热毯

很多学者都在研究电磁场对孕妇的危害。研究结果表明，电热毯由于有极低频的电磁场，对人体是有危害的。当人们使用电热毯时，由于人体和电热毯之间存在电容，因此即使是绝缘电阻完全合格的电热毯，也会有40～70伏的感应电压产生并作用于人体，且有15微安的电流强度。

这个电流强度虽小，但由于电热毯紧贴在孕妈妈身下，对处于发育阶段的胎儿可能存在潜在危险。在妊娠最初3个月使用电热毯的孕妈妈，自然流产率相当高。如果一定要用电热毯，要先预热半小时，睡前关闭开关，拔掉电源插头。

10. 忌开灯睡觉

日光灯长时间照射会引起人体神经系统功能紊乱，导致孕妈妈情绪焦躁不安。日光灯还会和密闭空间里的污浊空气产生含臭氧的光烟雾，形成室内污染；尤其是荧光灯，它发出的光线带有看不见的紫外线，能使人体细胞发生遗传变异，诱发胚胎畸变。另外，开灯睡觉干扰生物钟，不利于孕妈妈形成规律的生活。

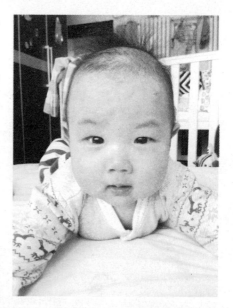

因此，孕妈妈在睡觉时一定要将灯关闭，并且在关灯前，先开窗10～15分钟，这样可以有效清除房间内的有害气体。即使是白天在各种灯光下工作的孕妈妈，也不要总是待在房间里，而是工作一段时间后出去转转，呼吸一下新鲜空气。

11. 忌长时间看电视

电视机发出的射线对孕妈妈和胎宝宝极为不利。有人对每周在电视机前工作超过20小时的14735名工人做过调查，发现他们的健康状况比一般人要差。其中有90%的孕妇有不良反应，有的出现了流产和早产症状，还有的出现了胎宝宝骨骼畸形。

电视机的显像管在高压电源激发下，向荧光屏连续不断地发射电子流，从而产生对人体有害的高压静电，并释放出大量的正离子。正离子可以吸附空气中带负电的尘埃和微生物，附着在人的皮肤上，使皮肤产生炎症。

此外，荧光屏上还能产生波长小于400微米的紫外线，并由此产生臭氧。当室内臭氧含量达到1%时，人们会感到咳嗽、胸闷、咽喉干燥、脉搏加快，这对孕妈妈和胎儿的健康非常不利。

孕妈妈在看电视时，一般要和荧屏保持2米以上的距离，并注意开启门窗。看完电视后，不要忘记洗脸。

8. 孕期的夫妻生活

☞ 怀孕后还能进行性生活吗

很多准妈妈怀孕后担心进行性生活会引发流产，特别是看到一些书上一再强调怀孕前3个月和后3个月绝对不能进行性生活后就更加害怕了。其实，孕期是可以有性生活的，不管是孕早期、孕中期还是孕晚期（最后1个月禁止），只要注意下面一些问题，进行性生活完全没问题，准妈妈不用过于紧张。

1. 孕早期（孕1～3个月）要禁止性生活

怀孕早期，孕激素的分泌还不够充分，胚胎在母体子宫里的状态还没有稳定下来，如果做爱则容易引起流产。而且这个阶段准妈妈一般都会有早孕反应，严重的生理反应会让身体很难受，导致毫无性趣，所以，最好不要做爱。

2. 孕中期（孕4～7个月）性生活要稍有节制

进入孕中期（4～7孕月）后，胎盘已经形成，早孕反应也过去了，准妈妈的身心都进入了相对稳定的时期。因此，孕中期可以说是孕期的最佳性爱时机。不过，进入孕7月后，要适当减少性生活的次数，以免引起宫缩导致早产。

妊娠中期的性生活以每周1～2次为宜。

◇孕中期性生活的安全体位

孕中期要注意性生活的体位，避免对胎儿造成影响。一般以不压迫孕妇腹部为准则。通常侧卧体位比较科学，丈夫也可采取从背后抱住妻子的后侧卧位。另外，孕中期性生活的动作不要太激烈，不能用力过猛，不要猛烈刺激子宫，时间也不要太长。如果出现意外出血或肚子痛等突发状况时，应立即停止性生活，必要时要去医院检查。

3. 孕后期（孕 8～10 个月）要减少性生活频率

进入孕后期，准妈妈的腹部明显膨隆，体形和体重发生明显变化，身体笨重，腰背酸痛，性欲也会随之减退。同时，子宫敏感性增加，任何外来刺激即使是轻度冲击都易于引起子宫收缩，引发早产。所以，建议这时准爸妈尽可能减少性生活次数，以每月 1～4 次为好，以免发生意外。性交时间要缩短，动作要柔和。体位以丈夫从背后抱住妻子的后侧卧位为宜。

4. 孕后期（10 月）严禁性生活

孕 10 月，胎儿已经发育成熟，并已进入骨盆，子宫颈逐渐成熟或子宫颈变短，子宫已经下降，子宫口逐渐张开。如果这时性交，易使宫口张开，引发细菌感染，造成胎膜早破、早产和宫内感染。建议采用亲吻和拥抱等方式传达爱意，增加交流，增进感情。

☞哪些准妈妈必须谨慎对待性生活

◎曾有流产史的准妈妈：在怀孕的前几个月最好禁止性生活，直到流产的危险期过去为止。

◎有阴道炎或重大内科疾病的准妈妈：在性交时会将病菌传染给胎儿，在彻底治愈之前，应禁止性生活。

◎胎盘异常的准妈妈：如果准妈妈有前置胎盘，或胎盘与子宫连接不紧密时，性交可能会导致流产，应暂时停止性生活，等情况稳定后才可恢复性生活。

◎子宫异常的准妈妈：如果准妈妈发现自己子宫收缩太频繁，为了避免发生早产，还是要避免性生活，并找医师检查一下。子宫闭锁不全时，随时都有流产的危险，应避免性生活。

☞ 怀孕后，还能户外运动吗

运动对每个人益处多多，身为准妈妈的你，运动更是必不可少的。妊娠期女性养成良好的运动习惯可以增强体质，为将来的分娩和哺乳打下良好的基础。

1. 孕后适度运动好处多

女性怀孕之后，在生理上会发生很大的变化。容易出现喜静厌动的状况。有的准妈妈甚至成天坐着、躺着，不愿意活动，这样，非但不能减轻怀孕后给准妈妈带来的生理上的负担，反而对健康有害。

如果准妈妈能根据自己的体质状况，进行适当体育锻炼，就能调节和增强神经系统及心肺的功能，帮助消化，促进腰部和下肢血液循环，减轻腰腿酸痛、下肢水肿等症状。准妈妈参加户外体育锻炼，还能呼吸到新鲜空气，获得充足的阳光，防止骨质软化症的发生。

2. 补上运动一课

在孕早期，如没有严重的妊娠反应，可以选择一些户外运动。不过，对于没有运动习惯的女性来说，现在怀孕了，该是你好好补上运动这一课的时候了。找一种你喜欢、能持续、适合任何季节的运动，最好能同时强化背部及腹部肌肉，这对怀孕有很大帮助。你可以从最初的简单运动开始，悠闲的散步无疑是最好的选择。

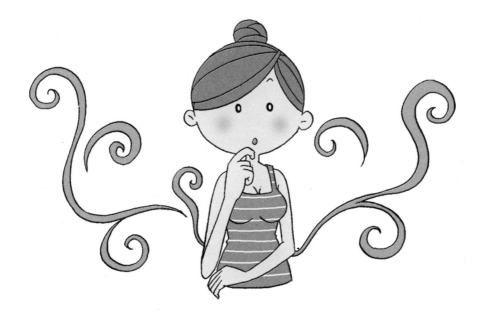

完美月子篇

1. 选择二胎的分娩方式

第二胎宝宝的分娩方式，与第一胎的分娩方式有很大的关系。

不少女性在第一次分娩的时候选择了剖腹产。然而，这些初产妇因为非医学理由而剖腹，第二次生产又陷入了"一次剖腹产，终生剖腹产"的迷思中。究竟在第一次选择剖腹产后的母亲，在第二次选择自然分娩会面临着什么样的风险呢？

☞ 剖腹后自然生产

"一次剖腹产，以后的生产都要剖腹"的观念，是在 1916 年被提出来。许多医生认为曾经剖腹的产妇，自然产时可能发生"子宫破裂"的并发症，生产过程中，曾经被缝合的子宫伤口，会无法承受子宫剧烈收缩的压力而破裂，可能会导致母亲与胎儿的危险，因此倡议"经过一次剖腹产后，所有的生产都剖腹"（Once Cesarean always Cesarean）。几十年来大多数的妇产科医师都奉为圭臬，因此使得剖腹产率居高不下。

☞ 子宫破裂与剖腹伤口厚薄有关

专家认为，曾经剖腹产的产妇，之后还是可以接受自然生产。发生的机会是 0.6%～1.4%，专家指出，剖腹生产后，医生会在子宫肌肉层进行两层缝合，子宫破裂可能与前一次生产剖腹伤口缝合的厚薄有关。

临床经验发现，有些缝得较薄的子宫肌肉层，在二度生产，进行剖腹产时，可以看见子宫被胎儿撑大，缝合的伤口处已经薄如塑料袋一般，而缝得较厚的剖腹伤口，发生子宫破裂的机会则较低。

☞ 催产药

《新英格兰期刊》曾经刊载一篇论文，以华盛顿州妇女为统计对象，收集十年间，超过二万名第一胎剖腹产，第二胎单胞胎的产妇，她们在第二胎生产时分别选择，继续剖腹产、自然产痛生产、使用催生药（Prosta-glandin）、不催生等四种方法生产。经过阴道生产的子宫破裂确实比较高，尤其是催生可能会导致子宫破裂的危险增加，使用催生药的产妇则最为明显。因此最好避免使用催生药。

☞ 子宫破裂的危险

专家指出，子宫破裂就是子宫的组织裂开，裂开的程度不一，完全子宫裂开是子宫与腹腔相通，或是还隔着子宫或子宫韧带的不完全裂开。胎儿可能会从子宫破裂处伸出手脚，或是完全进入腹腔。

子宫裂开的严重程度不一，可能在生产过程或是产后出血，严重者可能会导致大量出血、休克、死亡。胎儿的胎心音会有不规则的变化，即使补充点滴、给予氧气、产妇采取左侧卧都无法改善胎儿的胎心音。

骨盆狭窄应避免自然生产，鉴于自然生产对于宝宝的好处，卫生署一再鼓励自然产，希望能将国内初产的剖腹率降至22%，但是并非所有的产妇都可以进行自然生产，专家特别指出，部分产妇，包括胎儿太大、孕妇骨盆腔狭窄、曾经有产程迟滞等孕妇应该避免VBAC。

如果前一胎是因为胎位不正、胎儿过大、前置胎盘而进行剖腹生产，那么这一胎的胎儿只要胎位正确、体重适中、没有胎盘前置，就可以与医生商量，是否可以自然生产。

2. 二胎后保健常识

三十几岁生孩子的女性，身体恢复不如二十几岁的女性那么容易，因此产后尤其需要静养。不仅是刚生完宝宝那几天要静养，整个产褥期（产后42天）都要在安静、空气流通的地方静养，不宜过早负重及操劳家务。

☞ 适当下床活动

产妇产后会感到十分疲劳，的确需要好好休息，但长期卧床休息也不好。一般情况下，正常分娩的产妇在产后第二天就应当下床走动，这不仅有利于体力恢复、增加食欲，也有助于子宫收缩，促进恶露的排出及子宫复原。刚开始时可试着下地上厕所，在床边轻微活动，如觉体力较差，可在护士或家属协助下活动，以后可逐渐增加活动量，甚至可做产后运动，促进恢复。

产后早下床活动有以下好处：

①促进宫内积血排出，减少感染的发生；

②促进血液循环和新陈代谢，防止血栓形成，对有心脏病及剖腹产的产妇尤为有利；

③促进肠蠕动，促进排气，防止肠粘连；

④可防止便秘、尿潴留的发生；

⑤有利于恢复体力，增加食欲，促进母乳产生及产后营养的吸收。

总之，产后所谓的"坐月子"，并不是指要卧床休息1个月，而是要适当地休息加活动，才能更好地恢复。

不过，产妇在月子期的活动要注意安全，量力而行。自然分娩的产妇应于产后6~12小时内在别人协助下起床稍微活动，如扶床行走、上厕所等；产后第2天可在室内走动，也可开始做产后保健操。有感染或难产的产妇，可推迟2~3天下床活动。

有会阴切口或剖腹产的产妇，可推迟至产后第3天下床活动，待拆线后如伤口无感染，可做产后保健操。

产后两周可做仰卧起坐、膝胸卧位等动作，每日2~3次，每次10~15分钟。运动时应轻柔和缓，运动量应逐渐增加。

☞ **产后第一天的注意事项**

经过了艰难的十月怀胎和难熬的分娩，妈妈终于迎来了自己的宝宝，这是多么幸福的事情啊！此刻，妈妈除了幸福、高兴之外，最大的感受可能就是身体的疼痛和虚弱了。

产后最初阶段，产妇一般会面临以下问题：

◇ *产后出血*

产后大概过一小时，产妇会出很多血，这是子宫里未排净的余血、黏液和其他组织。出血量会逐渐减少，颜色也会发生变化——刚开始是暗红色，然后会变成粉红色，最后会变成褐色。产后出血一般会持续6周左右。

对策：准备一些棉内裤和适合产妇用的卫生巾，每天定时更换、保持洁净。

◇ *营养与饮食*

分娩让产妇的身体经历了一场严酷的考验，虚弱的身体急需补充营养。哪怕产妇这时什么都不想吃，也要强迫自己慢慢吃点东西，至少要喝点水，否则可能会造成脱水。

提醒：产妇分娩后摄取充分的碳水化合物可为身体补充足够能量；蛋白质有利于身体的迅速恢复；新鲜水果和蔬菜可以利尿通便；铁和维生素C也是身体必需的营养素，可以补充生产时流失的血液。另外，及时补充钙也很必要，因为产妇在哺乳期会流失很多钙。

◇首次上厕所

分娩时，由于膀胱受伤或麻醉药影响可能会导致小便困难，因此分娩后产妇可能会比较害怕上厕所。有的产妇可能还会担心伤口被撑破。其实不用担心，伤口缝合得很牢固，一般不会被撑开。

提醒：在分娩后的 8 小时内小便很重要，这样可以避免尿路感染等并发症。第一次大便会稍晚一些，要在分娩的数天后。助产护士一般会了解孕妈妈产后第一次大便的情况，以确认一切无恙。另外，首次上厕所最好不锁门或有家人守在厕所门外，以防晕倒。

对策：卧床小便可能会让产妇感到刺痛，可尝试蹲式小便，这样尿液就不会经过伤口部位；如解不出小便，可打开水龙头，或让温水轻轻流过尿道口，帮助放松，刺激小便；小便后要用温水清洗尿道口。大便时可采用半立半蹲的姿势，如果有个扶手会更舒服一些。

☞ 月子期应知的卫生常识

很多妈妈在月子期不注重个人卫生，结果给以后的生活带来了很大的困扰。现在就一起来看看月子期应该了解的卫生常识吧。

1. 恶露何时才能干净

恶露是指产后从阴道内排出的液体，也叫产露。恶露的成分有血液、黏液、坏死的蜕膜组织及细菌等，有腥味。在产后不同的阶段，恶露的量和成分也不同。一般在产后 3～7 天内为血性恶露，量多、色鲜红，含有大量血液、黏液及坏死的蜕膜组织，有血腥味。以后随着子宫内膜的修复，变为浆液性恶露，量减少，颜色较淡，其中血液减少，宫颈黏液相对增多，且含坏死的蜕膜组织及阴道分泌物和细菌。产后 2～4 周恶露颜色变为白色或淡黄色，形成白色恶露，量更少，不再有血液，一般持续 3 周左右停止。通过观察恶露的性质、气味、量及持续时间，可以了解子宫复原情况及有无感染存在。

2. 产后何时可洗澡

分娩结束后便进入持续 6 周的产褥期，那么产妇产后多久可以洗澡呢？是不是在这 6 周之内都不行呢？这要看分娩是否顺利，会阴部有无裂伤，会阴切口的大小，是不是剖腹产，产妇是否发热或患有其他疾病等情况。

如果产妇分娩顺利，又无上述各种情况，消除产后疲劳后，就可以擦澡或洗澡。因为产后出汗多，更应该勤洗澡、勤擦身。如果产妇产后过于虚弱，或出现发热、腹部或外阴部伤口尚未愈合时，就不要洗澡，可由家人协助用温水擦身。不论洗澡或擦身，都要注意室温不能太低或过高，夏季一般室温就可以，冬季以 36～38℃ 较为合适。水温也要适宜，夏天水温略高于体温就行，冬天应当高一些，以免着凉。洗澡时一定要洗淋浴，因为盆浴时污水会流入阴道，容易造成感染。

3. 产后要注意外阴清洁

产后 3 周内，子宫要排出恶露，阴道、子宫颈、外阴及子宫内创面尚未愈合，外阴及肛门周围常有血迹秽污，产妇稍不注意卫生，就会发生创面感染，引起生殖器炎症。

产后须用消毒纸擦外阴，一般商店卖的消毒纸消毒不彻底，最好再用高压锅蒸 10 分钟。产妇应勤换洗内裤，每日宜用温开水或 1：5000 的高锰酸钾溶液淋洗外阴。产妇不能穿化纤织物的内裤，因为它不吸水、不透风，使外阴部总是处于潮湿的环境中，刺激皮肤，从而引起外阴瘙痒等。如果外阴发生红、肿、痛、痒的症状，可选用中药水淋洗。

☞ **产后护理和调养**

经过十月怀胎，产妇的身体消耗很大，再加上分娩带来的身体创伤，产妇普遍存在身体恢复慢的问题。不少产妇产后都要经历慢性咳嗽、便秘、糖尿病和抑郁症这四重难关的考验。因此，产后护理和调养就显得尤为重要。

1. 产后 42 天都要静养

产妇产后要注意静养。不仅是刚生完头几天要静养，在整个产褥期（产后 42 天）都要在安静、空气流通的地方静养，不宜过早负重及操劳家务。

剖腹产的产妇手术后第一天一定要卧床休息。在手术 6 小时后，应该多翻身，这样可以促进淤血的下排，同时减少感染，防止发生盆腔静脉血栓炎和下肢静脉血栓炎。产妇刚分娩后，如果总躺着不动，容易使血流缓慢，形成血栓，从而造成下肢坏死和盆腔供血障碍。

在手术 24 小时后，产妇可下床活动，在 48 小时后，活动量可适当增加。产后活动可促进肠蠕动，减少肠粘连、便秘及尿潴留的发生。当然，要根据产妇的身体状况来调整活动量的多少。

2. 预防产后抑郁症

产妇生产完后身心都会发生变化，很多人患上产后抑郁症。从临床上来看，产妇年龄越大，产后抑郁症的发病率越高，这可能与产后体内激素变化有关。从很多病例来看，很多产后抑郁症患者在产前就已经有先兆，如常常莫名哭泣、情绪低落等。因此家人一定要多关心产妇，尤其是丈夫应该多体谅妻子，在精神和生活上都给予关心和呵护，让产妇处在一个温馨快乐的环境中，这样可有效避免产后抑郁症的发生。

3. 谨防慢性咳嗽和便秘

顺产的产妇一旦出现慢性咳嗽和便秘，一定要及时治疗。因为顺产的产妇盆腔韧带松弛、盆底肌肉受伤，咳嗽时用力会造成子宫脱垂、膀胱膨出及直肠膨出，严重时甚至会小便失禁，也不利于盆底肌肉的恢复。比较好的恢复办法是坚持做保健操，包括吸气、屏气、缩肛运动。

孕妇在孕期体液都会增加，产后部分体液会随着大小便及汗液排出。另外，产妇产后出汗较多，易感染病毒及细菌，须勤擦洗身体，勤换衣服，勤通风。但产妇产后体质较弱，抵抗力差，洗浴通风时要谨防感冒。

4. 产妇饮食禁忌

①分娩后三个月内忌多吃味精。一般而言，成人吃味精是有益无害的，而婴儿，特别是 12 周内的婴儿，如果在摄入高蛋白饮食的同时，又食用过量味精则对健康不利。因为味精内的谷氨酸钠会通过母乳进入婴儿体内。使婴儿出现味觉差、厌食，而且还可能造成婴儿智力减退，生长发育迟缓等不良后果。

②刚分娩后忌多吃鸡蛋。医学研究表明，产妇在分娩后数小时内最好不要吃鸡蛋。因为在分娩过程中，产妇体力消耗大，出汗多，消化能力也随之下降，若分娩后立即吃鸡蛋，会难以消化，增加胃肠负担。

③夏季忌多吃红糖。虽然红糖营养丰富，释放能量快，具有温补作用，但因为红糖性温，如果产妇在夏季喝多了红糖水，会加速出汗，使身体更加虚弱，甚至中暑。

☞ 剖腹产术后护理方案

剖腹术在今天已经相当普遍，产妇在术后 6 ~ 8 周身体即可恢复。与顺产的产妇相比，剖腹产的产妇一般需要在医院多护理两天才能回家。

1. 多散步有利于术后恢复

手术后产妇要多散步，散步能帮助产妇尽快恢复胃肠功能，防止胃肠胀气、疼痛，使产妇能尽快开始正常进食。另外，散步还能改善肺功能，特别是对那些在手术中睡着的产妇，散步是非常重要的。

需要注意的是，术后伤口和宫缩可能会让产妇疼痛难忍，产妇出院前可让医生开一些止疼药带回家备用。

2. 术后自我护理

⊙每天要查看刀口。正常情况下刀口应当很快愈合。如果刀口上缠有绷带，应该在手术两周后再拆掉。

⊙在手术后一周内，每天测量两次体温。

⊙拆线后立即用硅胶弹力绷带或弹力网套等敷料加压包扎，可有效地减小瘢痕。这是因为持续加压可造成瘢痕局部缺氧，从而抑制瘢痕生长。

3. 术后禁忌

⊙手术后四周内不要做剧烈运动，以减少对伤口的刺激。拆线前后应避免身体过度伸展或侧曲，休息时，最好采取侧卧微屈体位休息，以减少腹壁张力。要避免摩擦伤口，避免强光照射伤口。

⊙避免劳累，剖腹产的产妇在手术中会大量失血，因此比顺产的产妇需要更多的休息，也需要更多的营养来慢慢恢复身体。

⊙如出现以下情况，请及时去医院就诊。

①体温高于 37.2℃。

②伤口红肿、发炎、变硬、不愈合或流脓流血。

③阴道流出的血气味难闻。

☞ 产后宫缩

分娩后，产妇仍会感到腹痛，有的出现在产后数小时，有的出现在产后第二天，尤其在给婴儿喂奶时，腹痛更明显。这种腹痛是产后子宫收缩引起的宫缩痛，疼痛一般局限在下腹部，症状为隐隐作痛。

腹痛时，下腹部收紧如硬球，肚子上可摸到"硬包"，轻轻按压腹部，阴道会有少量流血，这是正常现象，医生常据此来判断产后子宫收缩是否良好。良好的子宫收缩可减少产后出血，有利于产妇身体康复。产后宫缩痛一般比较轻微，持续两三天后会自行消失。疼痛时可轻轻按摩腹部，这样能促进子宫收缩。喂奶时婴儿的吸吮也会促进子宫收缩，这也是现在大力提倡母乳喂养的原因之一。

☞ 产后忌用收腹带

许多产妇在月子里就带上收腹带，穿上紧身的内裤，认为这样可以把撑开的胯骨收回去，继续保持优美的体形。产妇的这种想法可以理解，但做法并不可取。这是因为：

①腹部是人体大血管密集的地方，把腹部束紧后，静脉就会受到挤压从而引发下肢静脉曲张或痔疮。

②由于动脉不通畅，心脏会供血不足。

③长期束腰会妨碍脊椎周围肌肉的正常活动以及血液的供应，容易引起腰肌劳损。

④如果产妇束腰紧腹时勒得太紧，还会造成腹压增高，盆底支持组织和韧带的支撑力下降，从而引起子宫脱垂、子宫后倾后屈、阴道前壁或后壁膨出等症状，并且容易诱发盆腔静脉淤血症、盆腔炎、附件炎等妇科病。

⑤会使肠道受到较大的压力，造成肠蠕动缓慢，引发便秘。

如果产妇是剖腹产，一般术后的七天内需要用腹带包裹腹部促进伤口愈合，伤口拆线后就不宜长期用腹带；身体过瘦或内脏器官下垂者，腹带对内脏会起到托举的作用，待脏器举托复位后应该将腹带松开为宜。

如果产妇是正常分娩，应该靠锻炼来恢复身材，如经常做抬腿、仰卧起坐运动以及产妇操等，不宜长期使用腹带，同时母乳喂养也能促进产妇体形的恢复。

☞ 产后按摩保健

产后按摩可以疏通经络，调和气血，平衡阴阳，既能促进产后各系统、组织、器官的恢复，又能预防和治疗产后腰背痛、腹痛、腕关节痛，还可以治疗产后缺乳，促进乳汁的分泌。

1. 产后腕关节痛

妈妈由于长时间双手怀抱婴儿，腕部负重较大且姿势相对固定，腕关节易产生劳损。加之产后体虚或使用冷水也容易导致腕关节痛。

◇按摩方法

①用一只手按摩另侧腕关节2～3分钟。

②用拇指点按另侧腕关节痛点，同时另侧腕关节做旋转运动1～2分钟。

③双手五指相互交叉做摇腕运动约两分钟。

④用一手拇指按压另一侧腕关节，按压2～3次后，换另一只手。

平时多活动手腕，如经常抖腕、做腕部屈伸等，使腕关节得到放松以减少疼痛的发生。

2. 产后腰痛

产后腰痛是很多产妇经常遇到的问题。诱发产后腰痛的原因有：

①孕妇怀孕后内分泌系统发生很大变化，连接骨盆的韧带变得松弛，增大的子宫使孕妇的腰部支撑力逐渐增加，导致骶棘韧带松弛，压迫盆腔神经、血管而引起腰痛。

②分娩后腹部肌肉变得松弛无力，子宫不能很快恢复，引起腰痛。

③产后恶露排出不畅引起盆腔血液淤积，诱发腰部疼痛。

④产妇产后大部分时间躺在床上，活动量少；加之体重增加，腹部赘肉增多，增大了腰部肌肉的负荷，造成腰肌劳损而发生腰痛。

⑤产后经常久站、久蹲、久坐或束腰过紧等都可导致腰肌劳损，诱发腰痛。

⑥产后过早穿高跟鞋，使身体重心前移，除了引起足部疼痛外，也可通过反射累及腰部，使腰部产生酸痛感。

⑦产后不慎受湿寒侵袭，致使经络不通而导致血脉运行不畅，引发腰痛。

◇按摩方法

①用一只手掌从上向下推搓腰部3~5遍，以皮肤有温热感为宜。

②用双手拇指沿着两侧的腰肌从上向下按压3~5次。

③双手握拳，用拇指、食指面沿着腰肌从上向下交替叩击，以皮肤有温热感为宜。

④用双手手掌交替在腰骶部从上向下推摩，以皮肤有温热感为宜。

同时应注意腰部保暖，不要久坐，要经常活动腰部。

3. 产后颈肩痛

产妇产后身体虚弱，哺乳时低头时间较长，使颈肩部肌肉长期处于紧张状态，容易发生颈肩痛。

◇按摩方法

①将一只手放在后颈部，从脑后发际往下捏压颈部，两手交替做3~5次。

②将一只手放于胸前，按摩对侧肩井穴及肩周围，两手交替按摩2~3分钟。

③用一只手拇指按压颈后部风府至大椎穴，两手交替做3~5分钟。

④双手五指交叉，放于后颈部，同时头部做有节律的屈伸动作5~8次。

另外，还可配合颈部按摩，用头写"米"字，每日早晚各一次，每次3~5分钟。

4. 产后缺乳

产后气血不足或肝气郁结会影响乳汁分泌，造成产后缺乳。按摩一方面能疏通乳腺管，增加局部血液循环；另一方面可消除产妇身体上的疲劳和精神上的紧张，使产妇身心愉快，促进乳汁的分泌。

◇按摩方法

①用一只手固定乳房，另一只手指按照乳腺分布的位置，由根部向乳头以螺旋形按摩逐渐至全乳，按摩 1~2 分钟。

②用一只手按住乳房，另一只手指由乳房根部向乳头方向推行、按摩。

③把双手分别放在乳房两侧，由根部向乳头挤压按摩。

④用双手在乳头轻捻半分钟。

⑤用双手交替在腰部顺时针按摩，以腰部皮肤有温热感为宜。

☞ 产后子宫恢复

产后子宫完全恢复需要较长的时间，如果恢复不好，不仅会影响产妇的身材，还会威胁产妇的健康。那么，怎样才能让子宫较快恢复呢？妈妈们不妨尝试下面几种方法。

1. 及时排尿

产后，医生常常会嘱咐产妇要尽早排尿，正常情况下，产妇于分娩后 4~6 小时内应当解一次小便。产后及时排尿可以避免尿潴留和膀胱胀大，有利于子宫收缩。

但是很多产妇因为分娩时膀胱受压、膀胱黏膜充血、肌肉张力下降、会阴伤口疼痛等原因不愿意排尿。产后如果长时间不排尿或尿不净，产妇很容易发生尿潴留，会引发膀胱炎和尿路感染。产妇可以尝试用以下方法协助排尿：

①产后多喝水，使尿量增多。

②用热水熏洗外阴或用温开水冲洗尿道周围或让产妇听流水声，以诱导排尿。

③在下腹正中放置热水袋以刺激膀胱收缩。

④针灸治疗，可采用强刺激法刺激关元、气海、三阴交及阴陵泉穴。

2. 产后多活动，不要长时间卧床

中国人讲究"坐月子"，坐月子时产妇大部分时间都躺在床上以避免劳累和着凉，产后多休息没有错，但长时间卧床不利于产妇的身体恢复。因此，产妇在消除疲劳后应尽早下床活动，这样有利于子宫复原和恶露的排出，对恢复身体功能大有好处。

3. 哺乳或刺激乳头

哺乳和刺激乳头能帮助子宫收缩，因此，产后要让宝宝尽早吃母乳，只要宝宝一吸吮乳头，子宫就会收缩。宝宝频繁地吸吮乳头会加快子宫的恢复。没有哺乳的妈妈，也可以采取按摩乳房或是热敷乳房的方式，刺激乳头，促进子宫收缩。

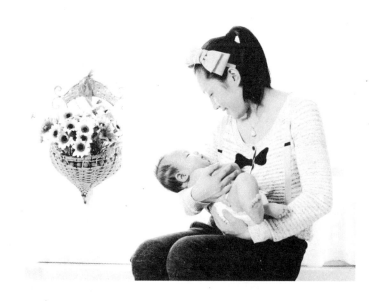

3. 月子期的营养饮食计划

30 岁以后生产的女性产后尤为虚弱，一定要吃些补血的食物，但不能吃红参等大补之物，以防虚不受补。比较合适的食物是桂圆、乌鸡等温补之物。此外，要补充蛋白质。蛋白质可以促进伤口愈合，牛奶、鸡蛋、海鲜等富含动物蛋白的食物和黄豆等富含植物蛋白的食物都应该多吃。一些由于子宫增大压迫下肢静脉从而引发痔疮的女性，产后还应多吃水果蔬菜。总体说来，产妇的饮食宜清淡可口、易于消化吸收，且富有营养及足够的热量和水分。

☞ 月子期的饮食要求

产后饮食应以精、杂、稀、软为主要原则，即一次食量不宜过多，食物种类要丰富多样、松软可口，多喝富含营养的汤和粥。下面就来为新妈妈们仔细讲解一下产后饮食要求：

◇食物要松软可口，易消化吸收

产妇在月子期身体还很虚弱，肠胃消化功能也没有完全恢复，很多产妇还会出现牙齿松动，过硬的食物一方面对牙齿不好，另一方面也不利于消化吸收，因此产妇的饭要煮得软一些。可在烹饪之前用清水泡 30 分钟，这样就可以煮出松软可口的米饭。

◇少食多餐，荤素搭配

产妇月子期不仅自己身体需要恢复，还要给孩子哺乳，因此饮食搭配要均衡，切勿太油腻，否则不仅产妇自己没有胃口，孩子也容易得脂肪泻，排出的大便呈泡沫状。此外，产妇胃肠功能恢复也需要一定时间，因此要少食多餐，月子里每天最好吃6餐，同时要注意补充水分。

①产后1～2天，产妇的消化能力较弱，因此食物以清淡、不油腻、易消化、易吸收、营养丰富为佳，形式为流质或半流质。可食用牛奶、豆浆、藕粉、糖水煮鸡蛋、蒸鸡蛋羹、馄饨、小米粥等。不要吃刺激性的食物。

②产后3～4天，家人不要急于给产妇炖汤喝，因为炖汤类食物会促进乳汁分泌，而此时产妇的初乳尚不十分通畅，过早喝汤会使乳房胀痛。待泌乳通畅后，才可多喝汤。

③产后1周，产妇胃口正常，可食用鱼、蛋、禽等，做成汤喝更好。

④多吃些新鲜蔬菜和水果。

⑤适当吃些粗粮、杂粮，切忌偏食。

⑥忌食辛辣食物，如韭菜、大蒜、辣椒、胡椒等。

⑦不要吃冰冷、坚硬的食物，避免损伤胃肠和牙齿。

◇补充水分，有利于哺乳

产妇产后胃液中盐酸分泌减少，胃肠道的肌张力及蠕动能力减弱，皮肤排泄功能变得极为旺盛，特别爱出汗，还要给孩子哺乳，因此产妇月子期需要补充大量的水分。果汁、牛奶、小米粥、汤等都是很好的选择。小米粥、鸡汤、鱼汤等可以促进乳汁的分泌，以便为宝宝提供充足的奶水。

◇不宜吃生冷食物

产妇生产后体质较弱，抵抗力差，胃肠消化能力也比较弱，产后第一周不要吃生冷和性寒的食物，如西瓜、梨等。豆腐、玉米粥、红枣薏仁粥、瘦猪肉汤、蒸蛋等清淡又健胃的食物是产妇月子期最好的选择。

◇要保证摄入充足的钙

哺乳期的产妇需要摄入充足的钙，以满足母婴二人的需要。产妇缺钙不仅影响宝宝的生长发育，自身也会出现骨质疏松等问题。可以多吃一些含钙高的食物，如牛奶、虾皮等。

◇吃含胶原蛋白的食物

产妇生育后会出现皮肤松弛，脸上长斑等皮肤问题，哺乳期的妈妈由于体内营养消耗较大，也会出现皮肤暗沉、发黄等问题。这时，要多吃些富含胶原蛋白的食物，比如猪蹄、骨头汤等，以补充肌肤所需要的胶原蛋白，维持女人的美丽。

◇适量补充盐分

传统观念认为产妇在月子里不能吃咸的东西，所以产妇吃的饭菜和汤里一点盐也不放，这样做并不科学，反而会导致产妇身体虚弱。适量的补充盐对产妇是有好处的。因为产妇生产后乳腺分泌旺盛，出汗也较多，体表蒸发大于平时，体内的盐很容易随着汗水流失，因此适量地补充盐分有助于产妇体力的恢复。

◇忌多吃味精

一般而言，成人吃味精是有益无害的，而婴儿，特别是12周内的婴儿，如果在摄入高蛋白饮食的同时，又食用过量味精则不利。因为味精内的谷氨酸钠会通过母亲的乳汁进入婴儿体内，使婴儿出现味觉差、厌食，而且还可造成智力减退、生长发育迟缓等不良后果。

◇补充热量要适度

产妇虽然因为哺乳消耗了体内很多的能量，但是也不能在饮食上不加节制，产妇月子期的饮食量以比怀孕前增加30%左右为好。从营养的角度看，产妇每天需要摄入热量2700～2800千卡。因此，如无特殊情况，产妇月子期不需要大补，只要饮食均衡合理、营养丰富，可以满足产妇的正常需要就可以了。

◇忌多吃红糖

虽然红糖营养丰富，释放能量快，具有温补性质。但因为红糖性温，如果产妇在夏季多喝红糖水，必定加速出汗，使身体更加虚弱，甚至中暑。

☞ 产妇的营养来源

整个月子期间，产妇需要的多种营养素可从下列食物中摄取：

①蛋白质：瘦肉、鱼、蛋、牛奶、鸡肉、鸭肉等含有大量的动物蛋白质，花生、豆类制品含有丰富的植物蛋白质。鸡蛋中除了蛋白质，还含有丰富的氨基酸、矿物质，容易消化吸收，是产妇月子期间的理想食品。产妇可每天吃 2～3 个鸡蛋。

②脂肪：肉类和动物油含有丰富的动物脂肪，豆类、花生仁、核桃仁、葵花子、菜籽和芝麻中含有丰富的植物脂肪。

③糖类：谷物、白薯、土豆、栗子、莲子、藕、蜂蜜等可为产妇提供丰富的糖类。

④矿物质：油菜、菠菜、芹菜（尤其是芹菜叶）、雪里蕻、荠菜、莴苣和小白菜中铁和钙的含量较高，猪肝、猪肾、鱼和豆芽菜中含磷较高，海带、虾、鱼和紫菜等含碘量较高。

⑤维生素 A：鱼肝油、蛋、肝、牛奶中维生素 A 含量较高；菠菜、荠菜、胡萝卜、韭菜、苋菜和莴苣叶中胡萝卜素含量较高，胡萝卜素在人体内可以转化成维生素 A。

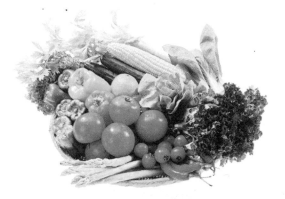

⑥B 族维生素：小米、玉米、糙米、标准面粉、豆类、肝和蛋中都含有大量的 B 族维生素，很多青菜和水果中也富含 B 族维生素。

⑦维生素 C：各种新鲜蔬菜、柑橘、橙子、草莓、柠檬、葡萄、红果中都含有维生素 C，鲜枣中维生素 C 含量更高。维生素 C 经烹煮后容易被

破坏，所以烹煮过后的食物中维生素 C 含量会降低。

⑧维生素 D：鱼肝油、蛋类和乳类食品中富含维生素 D。

⑨镁：未加糖的可可粉、果脯（杏干、干枣、无花果）、坚果（胡桃、榛果、杏仁）、巧克力中镁的含量较多。

⑩铁元素：铁可从动物性食品中摄取，如肉类、动物肝脏、海鲜（鱼、蚝、贝、大虾、干贝）等。蔬菜（豌豆瓣、扁豆、宽豆）、坚果（核桃、榛果、杏仁、花生）、面粉和大豆饼干中铁的含量也较高。

要想从食物中获得各种营养，一定不要偏食，多吃粗粮杂粮和新鲜蔬菜，要保证营养全面均衡。

☞ 妈妈哺乳期饮食禁忌

妈妈在哺乳期，为了自身及宝宝的健康，应避免食用会影响乳汁分泌的食物。哺乳期妈妈不宜食用的食物有：

①会抑制乳汁分泌的食物：如韭菜、麦芽水、人参等。

②刺激性食物：如辛辣的调味料、辣椒、酒、咖啡等。

③油炸食品、脂肪含量高的食品：这类食物不易消化，且热量偏高，应酌量摄取。

④药物：哺乳期妈妈最好不要随便服用药物，要在医生的指导下用药，以免药物通过乳汁影响宝宝。

⑤容易让宝宝过敏的食物：有时新生儿会有一些过敏的情况发生，妈妈不妨多观察宝宝皮肤上是否出现红疹，并评估自己的饮食，以避免妈妈因饮食问题造成宝宝过敏。

☞ 适当吃些水果

实践证明，产妇月子期适当吃些水果，能增加营养，帮助消化，补充维生素和矿物质，对产妇的身体健康有很大帮助。下面这些水果比较适合产妇食用。

◇香蕉

香蕉中含有大量的纤维素和铁，有通便补血的作用。产妇月子期卧床较多，胃肠蠕动较差，常常发生便秘；再加上产后失血较多，需要补血，而铁是造血的主要原料之一，因此产妇多吃些香蕉能防止产后便秘和贫血。同时能增加乳汁中铁的含量，对预防婴儿贫血也有一定帮助。

◇橘子

橘子中含维生素 C 和钙质较多，维生素 C 能增强血管壁的弹性和韧性，抑制产后出血。钙是构成婴儿骨骼的重要成分，产妇适当吃些橘子，能够通过乳汁把钙质提供给婴儿，这样能促进婴儿骨骼的生长发育，预防婴儿佝偻病。另外，橘核、橘络（橘子瓣上的白丝）有通乳作用，可以预防产妇乳腺炎。

◇山楂

山楂中含有丰富的维生素和矿物质，对产妇有一定的营养价值。山楂中还含有大量的山楂酸、柠檬酸，能够生津止渴、散瘀活血。产妇生宝宝后过度劳累，往往食欲不振、口干舌燥、饭量减少，如果适当吃些山楂，能够增进食欲，有利于产妇身体康复。

◇大枣

大枣中含有丰富的维生素 C，还含有大量的葡萄糖和蛋白质，具有补脾补胃、益气生津、调整血脉、和解百毒的作用，尤其适合产后脾胃虚弱、气血不足的产妇食用。大枣味道香甜，吃法多样，既可口嚼生吃，也可熬粥蒸饭熟吃。

◇桂圆

中医认为，桂圆味甘、性平、无毒，入脾经心经，为补血益脾之佳果。产妇产后体质虚弱，适当吃些新鲜的桂圆或干燥的龙眼肉，既能补脾胃之气，又能补心血不足。

☞ **多吃豆制品有益健康**

豆制品营养丰富，不仅对产妇有益，还可通过乳汁将营养输送给宝宝。下面介绍两道与"豆"相关的美食：

豆花鱼

【原料】草鱼 1 条，嫩豆腐 1 块，黄豆若干，高汤 1 碗，葱、姜、蒜等调味品若干。

【制作方法】①鱼放盐、料酒、姜、葱腌一会儿，姜、蒜、葱切末，豆瓣酱剁细待用；

②将较多的油倒入热锅中，烧七成热，将鱼炸至外酥里嫩捞起，将黄豆炸香；

③锅中另放入少量油，以中小火将豆瓣酱炒酥香，下姜、葱、蒜炒香，加入高汤，放酱油、盐、糖、醋、料酒、花椒，调味后，放入炸好的鱼用中火烧，最后捞起鱼，放入豆花小火烧片刻，捞起盖在鱼上；

④在锅内剩余的汤汁中加入味精、香油，勾薄芡，淋在鱼和豆花上，撒上葱花及炸好的黄豆即成。

营养分析：豆花和鱼肉中含有丰富的蛋白质、氨基酸和钙，能为产妇提供丰富的营养。大豆中特有的异黄酮也可促进产妇身体恢复。

南瓜豆腐饼

【原料】豆腐 1 盒，南瓜 1/4 个，糖 2 大勺，太白粉、面粉各 1 大勺。

【制作方法】①南瓜去皮去子蒸熟后，和豆腐一起放入调味料拌匀；

②将拌匀的南瓜和豆腐与太白粉和面粉混合做成饼状，入蒸笼蒸

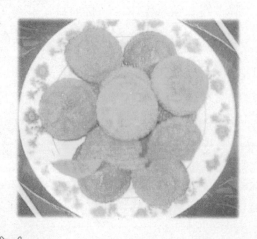

5 分钟；

③在平底锅内放入适量油，将南瓜豆腐饼用中火煎至两面金黄色即可。

营养分析：口感软嫩，营养丰富，含有丰富的膳食纤维、糖类、钙、蛋白质和异黄酮。

☞ 产后出血的饮食疗法

产后出血是产科危症之一，应特别重视。出血的主要原因是宫缩无力，临床表现不一，有的产妇是产道持续少量出血，有的则出血急且量多，重者可发生休克。产后出血多伴有头晕乏力、嗜睡、食欲不振、腹泻、水肿、乳汁不通、脱发、畏寒等症状。

治疗产后出血一般采取及时止血、输血、输液抗休克、抗感染等措施，必要时还要手术治疗。此外。某些药膳也可以对产后出血起到辅助治疗的作用。下面推荐几例药膳：

人参粥

大米 50 克，人参末、姜汁各 10 克。大米煮粥，加入人参末、姜汁搅拌均匀，早晚食用。

生地益母汤

黄酒 200 毫升，生地黄 6 克，益母草 10 克。将上述药同放瓷杯中，隔水蒸 20 分钟后服药汤；每次温服 50 毫升，连服数日。

乌蛋饮

乌鸡蛋 3 个，醋、酒各 1 杯。乌鸡蛋去皮，和醋、酒一起搅拌均匀，煮成一杯，分 2 次服用；每天 1 剂，连服 5~7 剂。

☞ 月子期的饮食误区

误区一：产后多喝母鸡汤能强身增乳

在中国人的传统观念中，母鸡尤其是老母鸡汤，一直被认为是营养价值高的补食佳品，具有增强体质、促进乳汁分泌的功效，特别适合产妇食用。但科学证明，多喝母鸡汤不但不能增乳，反而会出现回奶现象。其原因是产妇产后血液中激素浓度大大降低，这时催乳素就会发挥催乳作用，促进乳汁形成。而母鸡体内含有大量的雌激素，产妇产后喝母鸡汤过多会加大体内雌激素的含量，使催乳素功能减弱甚至消失，引起回奶。

误区二：产后宜多吃红糖

红糖是一种没有经过精炼的蔗糖，其中铁钙的含量均比白糖高出 2 倍左右，其他矿物质的含量也较白糖多。传统中医认为红糖性温，有益气、活血、化食的作用，因此长期以来一直被当作产后必不可少的补品。但近年来的研究表明：过量食用红糖会对身体不利，因为现在的产妇多为初产妇，产后子宫收缩较好，恶露亦较正常。而红糖有活血作用，过多食用易造成阴道出血增加，会产生不良后果。所以产后红糖不宜久食，食用 10 天左右即可。

误区三：产后不宜食用蔬菜、水果

长期以来人们认为水果、蔬菜较生冷，会对胃肠产生不良影响，产后不宜食用，其实这是一种错误的看法。因为产妇需要丰富全面的营养，除了多吃肉、蛋、鱼以外，蔬菜和水果也是不可缺少的。蔬菜和水果中含有大量维生素、植物蛋白、糖类、矿物质、钙、铁、碘等，能够很好地满足产妇恢复身体和哺乳的需要，藕、黄豆芽、海带、黄花菜、白菜、大枣、桂圆等都很适合产妇食用。某些性寒的食物如梨等应少食用，以免引起腹泻。

此外，产后并非吃得越多身体恢复越快，奶水越好，如处理不当，反而会造成胃肠功能紊乱。且产妇活动较少，吃得过多会引起身体肥胖，给妈妈们增添新的烦恼。

☞ 走出月子期保养的 9 个误区

◇室内门窗紧闭

不少人认为产妇怕风，风是"产后风"（指产褥热）的罪魁祸首，因而将产妇房间的门窗紧闭，床头挂帘；产妇则裹头扎腿，严防风袭。其实，这种做法是很不科学的。

产褥热其实是产妇生殖器官里的致病菌在作怪，多是由消毒不严格的产前检查或产妇不注意产褥卫生引起的，和"风"并没有直接关系。相反，如果产妇居住的房间内卫生环境差、空气不流通，很容易使产妇、婴儿患上呼吸道感染等疾病。特别是夏天，门窗紧闭，裹头扎腿，很容易使产妇中暑，实不可取。

◇越晚下床越好

许多人认为产妇体质虚弱，需静养，就让产妇长期卧床，甚至连饭菜都端到床上吃，其实这种做法弊多利少。

如果产后较长时间不活动，很容易使血液本来就处于高凝状态下的产妇发生下肢静脉血栓；同时产后盆腔底部的肌肉组织也会因缺乏锻炼而持续保持松弛状态，托不住子宫、直肠或膀胱而使其膨出。

产后及早下床活动不仅有利于下肢血流通畅和产后恶露的排出，也能使腹部肌肉得到锻炼，早日恢复原来的收缩力，从而保护了子宫、直肠和膀胱等器官。一般情况下，产后 24 小时产妇就可在床上靠着坐起来，第 3 天便可下床行走。

◇不能洗头洗澡

不少地方，尤其是农村有一种不成文的规定：产妇要在满月后才能洗头和洗澡，这是不可取的。因为产妇分娩时会大量出汗，产后也常出汗，加上恶露不断排出，身体比一般人更容易脏，更容易让病原体侵入，因此产后讲究个人卫生是十分重要的。自然分娩后两三天产妇就可以洗澡，但宜采取淋浴，不宜洗盆浴。如用温开水坐浴，最好是在 5000 毫升水中加入 1 克高锰酸钾，起到灭菌的作用。产后 7~10 天，即可用热水洗头。

◇产后应忌口

许多地方的产妇都有忌口的习惯，诸如牛羊肉、鱼虾类等腥膻之物都不准吃。这种习惯也是不科学的。产后需要充足而丰富的营养，主副食都应多样化，仅吃一两样食物根本不能满足产妇身体的需要，况且这也不利于乳腺分泌乳汁。

◇菜越淡越好

在中国老一辈人的观念中，产妇的菜应越淡越好，甚至在产妇的饭菜内一点盐也不放。这样极端的做法也是错误的，略吃些盐对产妇是有好处的。由于产后出汗较多，乳腺分泌旺盛，产妇体内很容易缺水和盐，因此应适量补充盐分。

◇不能刷牙

产妇比一般人更应注意口腔卫生。由于产妇进餐的次数多，食物残渣更容易存留在牙齿表面和牙缝里，而口腔感染还是产褥感染的原因之一，因此，许多产妇在月子里不刷牙是不对的。产妇应该每天早、晚各刷一次牙，如能在每次进餐后都刷牙、漱口，对健康更为有利。

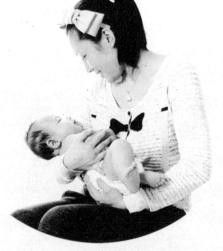

◇汤比肉有营养

产妇坐月子期间应该常喝些鸡汤、排骨汤、鱼汤和猪蹄汤，以利于泌乳，但同时也要吃些肉类。肉比汤的营养要丰富得多，那种汤比肉更有营养的说法是不科学的。

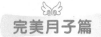

◇鸡蛋吃得越多越好

鸡蛋营养丰富，容易消化，适合产妇食用，但并不是吃得越多就越好。有些产妇一天吃一二十个鸡蛋，不但吸收不了，还会影响对其他食物的摄取，因此产妇每天吃两三个鸡蛋就足够了。

◇满月即可恢复性生活

由于人们都习惯把满月看作产妇身体完全复原的标准，所以多数夫妻在孩子刚满月时就恢复了性生活，实际上，这样做为时尚早。因为分娩对子宫内膜和阴道壁所造成的损伤，在4周内是不可能完全恢复的。

专家们认为，产后6~8周恢复性生活才是安全的。

4. 二宝的喂养与乳房保健

哺乳期结束后乳房会缩小是许多女性产后担心的问题。专家指出，胸部丰满的女性，通常哺乳后会有变小的可能，但乳房较小的女性，通常哺乳后乳房反而变得丰满；而三十几岁的孕妈妈哺乳后胸部容易变形、下垂。许多爱美的孕妈妈因为担心胸部变形，不愿意哺乳。其实如果能做好乳房保健，孕妈妈们担心的问题是完全可以避免的。最重要的是，母乳很珍贵，妈妈的乳汁才是宝宝最好的食物！所以，只要条件许可，最好是坚持母乳喂养。

☞ 初乳最珍贵

产妇在产后最初几天分泌的淡黄色乳汁叫初乳。初乳的量很少，但与成熟乳汁相比，初乳中含有丰富的抗体、蛋白质、胡萝卜素以及宝宝所需要的各种酶类、糖类等，初乳的营养价值是其他任何食品都无法取代的。

新生儿可以从初乳中得到来自母体的免疫物质，其中的免疫球蛋白 A 可以黏附在新生儿胃肠道黏膜上，抵抗和杀死各种细菌，从而防止新生儿发生消化道、呼吸道感染性疾病。此外，初乳中的巨噬细胞、T 淋巴细胞和 B 淋巴细胞可吞噬有害细菌，具有杀菌和免疫作用。

初乳还可以促进脂类排泄，减少黄疸的发生。妈妈一定要珍惜自己的初乳，一旦错过，对孩子将是巨大的损失。

早产儿妈妈的初乳中各种营养物质和氨基酸含量更多，能充分满足早产宝宝的营养需求，而且更有利于早产宝宝的消化吸收，还能提高早产宝宝的免疫能力，所以一定要把初乳喂给孩子。

宝宝出生后的 30 分钟内，当脐带一断，宝宝身上的血迹擦干净后，就应该马上让宝宝裸体趴在母亲胸前（背部要覆盖干毛巾以防受寒）吸吮母亲的乳头。这样的接触最好能持续 30 分钟以上。

为什么这么早就开始让宝宝吸吮母亲的乳头，而且还要持续一定的时间呢？

因为新生儿在出生后 20～50 分钟内正处于兴奋期，他们此时的吸吮反射最强烈，因此要抓住这一大好时机，让宝宝尽早地接触母亲，吸吮乳汁，这样会给宝宝留下一个很强的记忆。过一两个小时后宝宝就能很好地吸吮。

宝宝尽早地吸吮乳头能够刺激母亲体内产生更多的泌乳素和催产素，而母婴间持续频繁地接触会使这些反射不断强化，从而有助于母亲乳汁的分泌。而没有让宝宝尽早吸吮过的母亲，大约在两天后才开始泌乳。

☞ 母乳是宝宝最理想的食物

母乳是宝宝最理想的食物，母乳中含有丰富的蛋白质、脂肪、糖以及各种微量元素，而且营养比例最适合宝宝消化吸收，其成分及比例还会随着宝宝月龄的增长而有所变化，以适应宝宝不同时期的需要。

奶粉中的酪蛋白在胃中容易形成凝乳，难以消化，母乳以白蛋白为主，只含微量酪蛋白，所以母乳比奶粉更容易消化。

奶粉中 β-乳球蛋白含量较多，β-乳球蛋白容易引起过敏反应，而母乳中则无此种成分。

乳铁蛋白和铁结合，会对肠道内的某些细菌有抑制作用，可以预防某些疾病。母乳中乳铁蛋白的含量比奶粉高。

溶酶菌有抗菌作用，母乳的抗菌力比奶粉高 3000 倍，这是其他任何食品都比不了的。母乳中含有丰富的分泌型免疫球蛋白 IgA，能让宝宝免受各种病菌的侵袭，增强宝宝的抗病能力。母乳喂养的孩子在 4～6 个月之前很少得病，这种免疫作用是母乳所特有的。

母乳中牛磺酸的含量是奶粉的 80 倍，牛磺酸能促进宝宝大脑、神经和视网膜的发育。

母乳对促进早产儿的智力发育尤为重要。母乳喂养的早产儿脑功能发育较为良好，智商较高。

哺乳时，母婴间皮肤的频繁接触能增强母子感情的交流，母亲的爱抚与照顾有利于宝宝的心理和社会适应性的健全。而且，母乳温度适宜，不易造成宝宝肠道感染和消化功能紊乱，是既经济又卫生的最佳选择。

☞ 如何保证乳汁充沛

母乳喂养的优越性和重要性已被大多数人所认识，许多产妇也经常为产后无奶或奶水不足而担忧。为了使乳汁充足，产妇要保持情绪稳定，睡眠充足，吸取的营养要充分，要掌握正确的哺乳方法，必要时可服用下奶药物。产妇要对坚持 4～6 个月的母乳喂养有足够的信心，只要掌握了正确的哺乳方法，你的乳汁一定能满足宝宝的需要。

产妇要想有充沛的乳汁，应注意以下事项：

①在分娩后半小时内就让宝宝开始第一次吸吮。有关资料表明，宝宝吸吮刺激越早，母亲乳汁分泌就越多。当母乳尚未分泌时，宝宝吸吮乳头几次后乳房就会开始分泌乳汁。要按需哺乳，奶胀了就喂，宝宝饿了就喂，宝宝的频繁吸吮可以促进乳汁的分泌。

②喂奶时先让宝宝把比较胀的一侧乳房吃空，然后再吃另一侧，吃不完的奶要挤出来，不要让乳汁淤积。产妇乳汁淤积会影响进一步泌乳，还会导致乳头破裂。而乳头一旦破裂，细菌就会乘机而入，引起乳腺发炎。患有乳腺炎的产妇会出现发热、患侧乳房胀痛、局部红肿、有压痛等症状。倘若没有及时治疗，一旦发生脓肿，就需要手术排脓，不但痛苦，而且影响哺乳。

③不要给宝宝添加牛奶或糖水，不要给宝宝使用带有橡皮奶头的奶瓶。因为橡皮奶头会让宝宝产生错觉，会使其不愿意用力吸吮乳头，从而减少乳汁的分泌。

☞ **正确的哺乳方式**

乳汁分泌多少与哺乳技巧有一定关系。正确的哺乳方法可以减轻母亲的疲劳，防止乳头疼痛或损伤。哺乳时，母亲全身肌肉要放松，体位要舒适，这样才有利于乳汁排出。

哺乳时，妈妈要抱起宝宝，让宝宝的胸腹部紧贴妈妈的胸腹部，宝宝的下颌紧贴妈妈的乳房。妈妈将拇指和四指分别放在乳房的上下方，托起整个乳房（呈锥形），先将乳头触及宝宝的口唇，在宝宝口张大、舌向外伸的一瞬间，将宝宝进一步贴近乳房，使其能把乳头及乳晕的大部分含入口内，这样宝宝在吸吮时既能充分挤压乳晕下的乳窦（乳窦是贮存乳汁的地方），使乳汁排出，又能有效地刺激乳头上的感觉神经末梢，促进泌乳和喷乳反射。只有正确的吸吮动作才能促使乳房分泌更多的乳汁。

如果宝宝含接乳头的姿势不正确，比如单单含住乳头，就无法将乳汁吸出。宝宝吸不到乳汁，就会拼命挤压乳头，这样会造成乳头皲裂、出血，哺乳时妈妈会感到疼痛，从而减少哺乳次数，缩短哺乳时间，也不利于乳汁的分泌。

不必严格限定哺乳时间与哺乳次数，奶胀了就喂，婴儿饿了就喂，要坚持夜间引乳。如果乳汁过多，婴儿不能吸空，应将余乳挤去，以促进乳房充分分泌乳汁。要树立母乳喂养的信心，不要轻易添加奶粉，那样容易使母乳越来越少。如果乳汁确实不足，就应补充配方奶粉，但仍要坚持每天哺乳三次以上。

许多年轻的妈妈有躺在床上喂奶的习惯，特别是夜间这样做的人更多。这种做法是不正确的，有可能导致宝宝发生急性化脓性中耳炎。因为宝宝的免疫功能尚不健全，咽鼓管短，位置平而低，妈妈躺着喂奶，很容

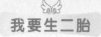

易使细菌分泌物或呕吐物侵入鼓室，从而引起急性化脓性中耳炎。

☞ 为什么要及时挤奶

挤奶的目的是为了减轻乳房胀痛，及时排空乳汁，促进乳汁分泌。在妈妈或宝宝生病、妈妈外出或工作时，正确及时的挤奶可以保证母乳的持续分泌。如果喂养低体重儿及早产儿，每天应挤奶8次以上。

妈妈在每次哺乳后应挤净乳房内的余奶。手工挤奶的方法为：挤奶前洗净双手，用毛巾清洁乳房，将乳头和乳晕擦洗干净。准备清洁消毒的盛奶器具，妈妈身体略向前倾，用手托起乳房，大拇指放在离乳头二横指（约3厘米）处挤压乳晕，其他手指在对侧向内挤压，手指固定，不要在皮肤上移动，重复挤压，一张一弛，并沿着乳头（从各个方向）依次挤净所有的乳窦，以排空乳房内的余奶。在产后最初几天就要开始做此项工作。

实践证明，及时排空多余的乳汁能促进乳汁分泌。因为排空乳汁可以让乳腺导管始终保持通畅，乳汁的分泌排出不会受到阻碍。乳汁排空后乳房内张力降低，乳房局部血液供应良好，避免了乳腺导管内过高的压力对乳腺细胞和肌细胞的损伤，从而更有利于泌乳和喷乳。

乳房是个非常奇妙的供需器官，宝宝吸吮次数越多，乳汁分泌也越多。排空乳房的动作类似于婴儿的吸吮刺激，可促进乳汁分泌。有些宝宝可能在出生的最初几天吸吮无力或吸吮次数不足，因此，在哺乳后排空乳房就显得非常必要。这额外的刺激能通过泌乳反射促使下次乳汁分泌增多，这样才能满足宝宝日益增长的对乳汁的需要。

另外，每次哺乳后仍能挤出多余的乳汁也是对母亲的一种最好的精神安慰，这表明妈妈的乳汁是绰绰有余的，让妈妈有足够的信心对宝宝进行纯母乳的喂养。

☞ 产后乳房保养

妈妈在生产后因为要打回奶针、停止哺乳等原因可能会导致乳房出现变形、病变等情况。如果妈妈们能够采取下面的方法，就完全可以避免这种情况，还会有事半功倍的效果。

方法一：乳房疏通

乳房疏通原理是通过有氧运动达到深层疏通。乳房疏通既可以避免乳汁留在腺管内造成堵塞、感染等病变，又可以使乳房恢复到之前的形状，还可以修护子宫、卵巢等。

此外，女性在怀孕前，也应该做乳房疏通，这样可以防止将来生育后因乳腺堵塞而不能哺乳，给自己和宝宝的健康加一份"保险"。

方法二：坚持哺乳

不少妈妈都认为，哺乳是导致乳房下垂、松弛的主要原因。但专家指出，母乳喂养不会影响乳房原貌，而且如果按照医生的指导哺乳，妈妈的乳房在哺乳期后还会变得更加丰满、结实。

在哺乳过程中，宝宝吸吮乳头的动作会不断刺激妈妈的乳腺组织，乳腺组织接受外界刺激越多就越发达，这与肌肉运动越多便越结实是一个道理。因此，坚持母乳喂养的妈妈在哺乳期后，乳房会变得更大、更坚挺，而并非松弛、下垂。即便个别妈妈在宝宝断奶后会出现松弛、下垂的情况，也可以通过体操健胸等方法使乳房完全恢复。

方法三：做好日常护理

不管是哺乳期，还是哺乳期后，对乳房的护理都非常重要。下面是两个常用的乳房护理方法：

①在沐浴、日光浴之前，要给乳房敷上一层起软化作用、含有维生素的滋补性化妆油膏和润肤乳液，然后做滑动性按摩；

②对于胸部发育欠佳的女性，预防乳房松弛的最好办法是加强胸廓、

背部和全身负荷的体育锻炼，例如游泳、划船等。

方法四：避免对乳房不利的做法

有些女性认为自己的乳房长得不称心，于是人为地抑制或增大，结果却适得其反。因此，平时不要做下列对乳房不利的事情：

◇压迫法缩胸

有些女性，生育之后感到乳房过度增大，觉得不美观，便使用乳罩来压迫乳房，殊不知这种"压迫法"往往会适得其反，一旦解除"压迫"，乳房会立刻松弛下来。

◇人工填充

采用填充材料来人工丰乳的方法对健康极为不利，硅胶之类的填充物在体内时间长了，容易诱发乳腺癌。

◇正确哺乳，保护好乳房

很多女性哺乳后乳房出现松弛、下垂是因为不正确的哺乳方法和哺乳期间没有保护好乳房。下面的方法将告诉妈妈们哺乳中应该注意哪些事项才能保护好乳房。

①喂奶前要洗手，然后轻轻地按摩乳房，以刺激乳房泌乳反射。喂奶时，要先用清洁的温水将乳头洗干净，再用毛巾擦干。不要用洗液、肥皂、酒精擦洗，以避免化学物质附在乳头上。喂完奶后，最好用手挤出一滴奶，擦在乳头周围，以保护乳头。

②由于乳头的皮肤黏膜很娇嫩，一定要保证宝宝吮吸时的正确姿势。不要让宝宝只把乳头含在嘴里，而要含住乳头和大部分乳晕。只含乳头，容易使宝宝因吸不到奶拉扯乳头，将乳头弄伤。

③为避免乳房下垂，可用纯棉胸罩将乳房托起，胸罩的尺寸要比平时稍大。也可以选择一种专为哺乳设计的胸罩，能在前面解开，对预防乳房下垂有一定作用。若有乳汁淤积或因某些原因暂时不能喂奶时，应及时把乳房内的乳汁挤出。

④乳头如果出现凹陷，在孕期就应该及时纠正。可用双手手指在乳房皮肤周围做"十"字形牵拉，以使乳头从凹陷处弹出。

⑤如果乳头因哺乳造成损伤，可在乳头上涂抹甘油或红霉素眼药膏；如果损伤较严重，涂抹后还不见效，就应及时到专科医院就诊。

☞ 如何减轻乳房胀痛

产后2～3天产妇往往会感觉乳房胀痛，体温微升，有的产妇甚至在产后24小时就出现这种现象。这是因为乳房充血，腺泡里开始蓄积乳汁，而乳腺导管尚不通畅所致。部分产妇在腋窝下有副乳腺，腋下也会出现肿胀、硬结、疼痛等现象。下列方法可有效减轻乳房胀痛：

1. 让宝宝早吸吮

让宝宝早吸吮是解除乳房胀痛的最好办法。产后30分钟就开始让宝宝吸吮乳头，此时虽然还没有明显的乳汁排出，但吸吮可促使乳腺导管开放，及时将乳汁排出，减少乳汁淤积。

2. 挤奶

宝宝吸吮力不足时，可借助吸乳器将乳汁充分吸出。用吸乳器吸奶时手法要轻柔，负压不要过大，并随时变换角度。挤奶的同时要进行乳房按摩，通过刺激与压力促进乳腺导管的开放，将多余的乳汁挤出来。

3. 服用散结通乳的中药

可口服散结通乳的中药，如柴胡、当归、王不留行、漏芦、通草等。实践证明，这些中药可有效改善乳汁淤积引起的乳房胀痛。

4. 冷敷法

用冷敷法可缓解乳房胀痛。当乳汁分泌较多，乳腺导管尚不十分通畅时，冷敷法是简便有效的治疗方法。用冷水或冰水敷在乳房的周围，可以止痛，并暂时收缩血管，减少乳汁的分泌，为乳房按摩或挤奶赢得时间。

5. 穿合适的乳罩

穿合适的乳罩，将乳房托起，有利于促进乳房的血液循环，可以减少疼痛。

☞ 哺乳期乳房护理

首先要注意乳房的清洁卫生，经常用温开水清洗乳头。

第一次喂奶前后要注意进行乳房护理，用清洁的植物油涂在乳头上，使乳头的痂垢变软，再用温水擦洗乳房、乳头及乳晕。这样做是为了彻底清除乳头内深藏的污垢和细菌，防止引起新生儿胃肠道感染。

妈妈不要留长指甲，因为指甲缝易存污垢，还易划伤婴儿娇嫩的皮肤。妈妈在喂奶前要洗净双手，轻轻按摩或热敷乳房，以协助排乳，减轻乳房胀痛。每次喂奶先吃空一侧乳房，再吃另一侧，下次喂奶反顺序进行。

喂奶后用手挤空或用吸奶器吸空剩余的乳汁，以利乳汁分泌。挤出几滴乳汁涂抹在乳头和乳晕上，可起到保护作用。

乳房胀痛有硬块时，可以由外向里轻揉乳房根部，保持乳腺导管通畅，防止发生乳腺炎。

喂奶后要清洗乳房，以防小儿鼻咽处的细菌侵袭，引起乳腺炎。

扁平乳头可通过婴儿吸吮来矫正，也可做乳头拉伸练习，方法是用拇指及食指捏住乳头两侧向外牵拉。凹陷乳头可通过做乳头十字操来纠正，用两手拇指平放在乳头两侧，慢慢地由乳头两侧向外牵拉，随后拇指平放在乳头上下侧，上下纵行牵拉乳晕及皮下组织，目的是拉断使乳头凹陷的纤维组织，使乳头向外突出。

乳头皲裂多是由于哺乳时婴儿含接乳头的方式不正确，没有把大部分乳晕含入口中造成的。如果发生乳头皲裂，可以局部涂 10% 安息香酊。皲裂严重时要停止哺乳。乳头皲裂会给妈妈造成很大的痛苦，如果不及时治疗，还容易引起乳腺炎。为预防乳头皲裂，要从孕期开始纠正扁平内陷的乳头，常用温水擦洗乳头，然后涂上凡士林，使乳头变得坚韧，还要注意正确的哺乳姿势。

☞如何保持乳房弹性

女性经过怀孕和哺乳后，乳房会增大，如果不注意乳房保养。乳房很容易松弛下垂。如何才能保持乳房的弹性呢。需从以下几个方面注意：

①妊娠期和哺乳期应穿合适的胸罩，将乳房托起。

②感觉奶胀了就马上喂奶，这样不仅可促进乳汁分泌，而且可防止支持组织和皮肤过度伸张而使乳房弹性降低。

③哺乳时不要让孩子过度牵拉乳头。每次哺乳后，用手轻轻托起乳房，按摩 10 分钟。

④每天至少用温水清洗乳房两次，这样不仅有利于乳房清洁，而且能增强韧带的弹性，从而防止乳房下垂。

⑤哺乳期不要过长，孩子满 10 个月即应断奶。

肥胖也是导致乳房松垂的重要原因之一，因此应适当控制体重，多吃水果、蔬菜。同时，产后适当运动，多做胸部健美操，可以使胸部肌肉发达有力，对乳房弹性的恢复也会有帮助。

☞哺乳期妈妈药物禁忌

哺乳期妈妈用药要慎重，因为许多药物可通过妈妈的乳汁进入宝宝体内。尽管有的药物在乳汁中的含量很低，但由于宝宝身体娇嫩，还是会受到这些药物的影响。下面这些药物在哺乳期尤其要慎用。

⊙抗生素

①青霉素族抗生素是常用的抗生素，这类药物在乳汁中含量较少，但偶尔会造成宝宝过敏。

②磺胺类药物虽然不易进入乳汁，但由于宝宝的药物代谢系统尚未发

育完善，肝脏解毒能力不强，少量药物进入宝宝体内也能产生不利影响，因此哺乳期不宜长期、大量使用，尤其是长效磺胺制剂。

③氯霉素可造成致命的灰婴儿综合征，应禁用。

④四环素和强力霉素为脂溶性药物，易通过乳汁进入宝宝体内，使宝宝牙齿受损及出现黄疸，应禁用。

⑤氨基糖苷类药物如庆大霉素、链霉素容易进入乳汁，使宝宝听力受损，应禁用。

⑥抗结核药异烟肼（雷米封）虽然目前还没有对宝宝不利的确切资料，但因需长期使用，用药期间最好停止哺乳。

⊙抗癌药物会随乳汁进入宝宝体内，引起骨髓抑制，出现白细胞下降。

⊙皮质激素、黄体激素均应禁用，这类药物会使宝宝出现黄疸。

⊙抗甲状腺药物如甲基硫氧嘧啶会抑制宝宝的甲状腺功能，应禁用。

⊙需用抗凝血药时，不能使用肝素，以免引起新生儿凝血机制障碍。

⊙哺乳期女性应禁用利尿剂和药性猛烈的泻药。

⊙长期服用镇静药如苯巴比妥、阿米妥的妈妈一旦停药，宝宝会出现停药反应，表现为不安定、过多啼哭等，故哺乳期女性应慎用。

⊙水杨酸类药物若在哺乳期间服用，宝宝会出现嗜睡、皮疹。

⊙口服避孕药会使母乳分泌减少，影响母乳成分，故哺乳期不宜服用。

5. 引导大宝接受家庭新成员

☞ **第一阶段：产前二宝未到来时**

1. 抓住孕期时间为大宝接纳二宝到来奠定基础

无论在要二胎之前父母对孩子的安全感是否重视在意过，但是在孕期这段时间都要注意加强和巩固与大宝间的亲子关系，因为安全感正是来自于稳定的亲子关系。

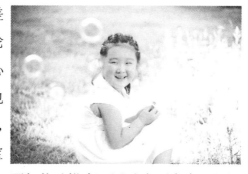

虽然有些家庭两个孩子年龄差距大，大孩子已经上学，但是无论年龄大小，孩子都需要父母的关心和爱护，尤其是大宝年龄越小的也就越需要父母用实际行动来表示爱，比如拥抱、亲吻、爱抚等，而大宝年龄相对大点的可能独立性比较强，更加体贴懂事，同时也更有自己的思想，更懂得掩饰自己的情绪，所以他们同样需要父母的关注。因此在妈妈怀孕，二宝尚未出生的这段时间，父母不仅要告诉大宝，家里多了一个新成员后的种种变化和会对大宝可能有哪些影响，让大宝提前做好心理准备；还要告诉孩子爸爸妈妈需要他或她的帮助，明确大宝作为长子或长女的地位和责任；更重要的是要反复强调对大宝的爱永远不会变，父母的亲

吻拥抱对孩子是最有效的肯定；最好可以有预见性地给大宝"打打预防针"，向他解释说明一下二宝出生后可能会有些让他不高兴的事情，比如妈妈要更多地照顾弟弟妹妹，要给弟弟妹妹喂奶，哄睡，不能像以前一样常常抱他，但是妈妈依然爱你，当然这点不能掩盖也不要过于强调。

在孕期里还可以带大宝一起去产检、拍亲子孕照、照4维彩超，让他参与照顾妈妈和胎教以及为小宝宝出生做准备的一些事情中来，让孩子亲身感受到二宝即将到来的事实。总之，抓住孕期时间，充分为大宝接纳二宝到来奠定基础。

2. 强调妈妈的爱不会被抢走

对孩子说出你的爱，这是要贯穿孩子成长过程的一件事，任何时候都可以告诉孩子你有多爱他，而从计划要二胎时就要不断强调不管有多少孩子，妈妈的爱都不会被抢走。

虽然这是很简单的一件事，可是偏偏很多父母都忽略了。对于小孩子来说，他们还没有那么强的分析能力，做再多不如对孩子说一句"我爱你，宝贝"来得更直接有效，尤其有了二胎后，更要反复强调多了一个孩子是多了一份爱，而不是抢走一份爱。

☞ 第二阶段：二宝出生，新生活伊始

1. 产妇分身乏术，请家庭其他成员多照顾大宝

二宝出生后，妈妈一方面刚生产完，身体需要恢复，月子期间又有诸多禁忌，而且对新生儿的照顾多半需要妈妈亲力亲为，尤其是喂奶。而对大宝来说，小宝宝的出生无疑令人兴奋好奇，但是真正切身感受到妈妈因为照顾小宝宝无暇顾及自己时，势必会非常失落紧张，越小的孩子心理调节能力越差，越需要家人照顾关心，这时候家庭其他成员不必都把注意力集中在小宝身上，新生儿大部分时间再睡觉，也不需要过多照顾，所以尤其是爸爸最好多关注一下大宝的情绪，给予更多的安慰和劝导。

2. 妈妈照顾二宝之余，每天尽可能保证和大宝的亲密时间

虽然妈妈产后尚且需要恢复，还要给小宝宝喂奶哄睡，妈妈们每天的确很辛苦，需要大量的休息，但是为了让大宝心里平衡，母亲们还是需要每天尽可能多地陪他聊天讲故事。毕竟一个新生命到来，家庭中必然发生各种变化，所有人都需要适应，无论之前多么信誓旦旦，当亲眼看到妈妈怀里抱着小婴儿不能搂着自己时，大宝心里都会非常难过，甚至怀疑担心妈妈是不是不爱自己了。

尽管有了其他人的照顾，但是对孩子来说依然不够，所以妈妈还是要尽量多和大宝亲密，有时妈妈的一个拥抱一个亲吻比旁人说上十句话都管用，更容易让孩子感受到妈妈的爱。另外既然分配不均的不是爱是时间，那么就尽量多抽时间陪陪大宝，亲子阅读是最好的亲密时间，而且给大宝讲故事的同时其实对二宝也是个很好的熏陶。

3. 亲朋好友来看新生儿时要注意别让大宝受冷落

新生儿到来对一个家庭来说是件大事，自然少不了亲朋好友的祝贺和前来探望，因为大家主要是为了新生宝宝前来道喜，自然注意力更多地集中在新生儿身上，大家带来的礼物也基本是送给新生儿的，有时候难免就忽略了大宝的感受。

尤其年龄小的孩子原来一直是大家的焦点，可是现在大家都似乎更多关注小宝宝，大宝自然会非常失落，所以父母此时一定要注意帮大宝疏通好情绪，最好能准备一份礼物送给大宝。

4. 尽量不要对大宝说关于二宝的敏感话题

二宝到来之后对于大宝来说尽管有诸多不适应，但是大部分孩子还是很高兴自己有了一个小弟弟或小妹妹的，这本来是件很令人高兴的事，但是有时候孩子并不一定想说出来，尤其在他并没有完全适应和接受二宝的时候，如果经常被人问到"你喜欢小妹妹（小弟弟）吗?"他总会有种莫名的反感。

不过最让人反感的是有些人会故意逗孩子，"妈妈有了小宝宝就不要你了！"这种话对尚在适应期的大宝是最大的伤害。妈妈们针对这个问题提前应该给大宝做好强化训练，告诉他"不要相信任何人的这种无聊话语，他们是在骗你，想看你伤心生气，任何人这样对你说，你都可以告诉他，妈妈说会永远爱我，你再撒谎我不理你了！"

5. 多分析多包容孩子的坏脾气

不管多大的孩子都会有情绪有脾气，尤其处于这样一个焦虑期的孩子，当他不能完全肯定妈妈对他的爱不变时就很容易变得敏感易怒易哭，有时莫名其妙地发脾气，动不动因为一点小事就哭哭啼啼，甚至有些孩子还会打小宝宝出气，如果这时对孩子不问缘由地发脾气，大喊大叫甚至打骂只会让事情变得更糟。

任何孩子都不会无缘无故发脾气，只是年龄小的孩子往往说不出原因，而年龄大的孩子又不愿直接说原因，所以看似无理取闹的行为背后其实都是围绕着一个关于爱的话题。所以在这段特殊时期，对于大宝的坏脾气要尽量多包容，多分析，多引导，同时加强强调对孩子的爱不变，才能帮孩子早日打消心里的疑虑，让情绪平稳下来。

其实这也是父母的一个修炼过程，父母只有控制好自己的情绪，才能在孩子乱发脾气时做到泰然处之，进而帮助孩子控制好情绪。

☞ 第三阶段：逐渐适应二宝的到来后

1. 请大宝一起帮忙照顾二宝

孩子都有很强的参与意识，所以当二宝到来之后，如果想让大宝尽快进入角色，尽快接受弟弟妹妹的到来，最好的办法就是让他参与到照顾二宝的日常生活中来。随着孩子年龄的增长，要逐渐让大宝明白照顾弟弟妹妹也是他（或她）的责任。

2. 掩饰对二宝的亲密不如拉大宝一起亲密

有些妈妈表示，在大宝面前不敢对二宝表现的过于亲密，生怕大宝吃醋。虽然这是考虑了大宝的情绪，但是心理专家认为，与其掩饰对二宝的亲密，倒不如让大宝二宝一起亲密。

妈妈越是遮遮掩掩，小心翼翼，不但妨碍妈妈和孩子间的亲密，更阻隔了两个孩子间的亲密，反而让大宝看在眼里也越生气。与其对大宝遮遮掩掩，不敢和二宝亲密，不如拉着大宝二宝一起亲密，亲亲这个，挠挠那个，要让孩子知道妈妈并没有因为二宝到来而顾此失彼，二宝到来会给他带来很多意想不到的生活乐趣。

3. 对大宝二宝相同的制度不同的标准

作为父母首先还是要努力做到对两个孩子一样的关爱，当然对大多数家庭来说，当二胎来到后对大宝都会放松一些要求，来平衡大宝的情绪。不过宽容不等于放纵，必要的规矩还是要遵守的，比如吃饭的时候，对两个孩子应该相同规定，不管是谁都必须坐在自己的座位上，直到吃饱为止才能离开，若未经准许提前离开座位则视为不饿，放弃此顿饭；但是两个孩子年龄不同，标准自然是不同的，半岁的孩子吃饭要喂，4 岁的孩子吃饭总不能还喂吧？在统一的规定制度上采用不同的标准，事先和大宝讲明白，这样有标准的规定对于孩子的管理也就更方便，也会有依可查，这样孩子也就不会觉得爸妈偏向谁了。

对于二胎家庭如何平衡两个孩子的爱这个问题上我们可以套用一下毛主席"战略上藐视敌人，战术上重视敌人"的战略战术思想，既不要过分纠结这件事，也不能完全不在乎。一碗水端得再平，走起路来还是会洒出来，爱也一样，绝对的公平是不可能的，因为爱本身是无法称量的，不像分苹果，你一斤我半斤的可以称出来，而且就算父母做得再平均仍然有不公平的时候，比如老大没房子，老二 3 套房子，可是父母最后把自己的房子卖了钱平均分成两份一人一份，看似公平的事但是对孩子的爱却不平衡。所以，我认为在对待两个孩子的问题上，所谓的平衡应该是一种和谐，现在不是都提倡和谐吗？家庭和谐了，孩子间和谐了，自然也就平衡了。

6. 产后塑身重现辣妈风采

经常听人说生孩子趁年轻，年纪大了体形不好恢复。于是，三十几岁的孕妈妈都在担心产后身体发胖。其实人的身体胖瘦主要取决于饮食和锻炼，三十几岁的产妇只要控制好饮食，拒绝暴饮暴食，并坚持锻炼身体，一定可以恢复产前的曼妙身材。

☞ 抓住产后塑身的黄金时期

产后 6 个月是控制体重的黄金时期，如果产妇在产后 6 个月内能够恢复到怀孕之前的体重，则 8 ~ 10 年后，体重平均增加 2 ~ 4 千克；如果产后体重无法下降，则 8 ~ 10 年后，平均体重会增加 8 ~ 13 千克。

产后健身应该按照有氧运动和力量训练相结合的原则来进行。有氧运动的目的是恢复体能、减少脂肪，可选择游泳、水中健身操、有氧舞蹈、快走等运动项目；科学的力量训练也可以帮助产妇恢复苗条的身材。

☞ 产后塑身在家可速成

哺乳和抱宝宝，是妈妈每天都要从事的重要"工作"，因此需要锻炼胸大肌和手臂的肌肉。可以在家中用装满矿泉水的瓶子代替哑铃进行锻炼。方法是，仰卧在地板或床上，双臂平放在身体两侧，双手各握一瓶矿泉水，直臂上抬到胸前，再还原，然后再上抬到胸前，再将双臂向后伸直平放，重复 10 ~ 12 次。

腿部的锻炼也很重要。产妇可在家中双手扶着墙壁、椅子或桌子等，腰竖直慢慢地往下蹲，直到大腿与地面平直，然后抬起。要尽量用腿部力量，每次训练 12 ~ 15 次。刚开始运动时，可以减少次数。

另外，锻炼腿部力量也可以用夹放橡皮球的方法。两腿内收，夹住橡皮球再放开，没有橡皮球也可以用被子代替。

产后腰腹部最容易发胖。在家中锻炼腰腹部的方法是：仰卧在床上，双手平伸放在身体两侧，小腿呈 90° 弯曲，慢慢抬升到腰腹部，使膝盖、大腿和小腹在同一平面上，然后再慢慢放下。刚开始锻炼时，每次做 10 次，以后可以根据身体情况慢慢加量。

运动前要先做 5 ~ 10 分钟的热身训练，如慢跑等。至于力量训练，要求每周进行 20 分钟，根据身体状况，每 2 周可增加 5 分钟。

在运动之前最好去一趟卫生间，以免腹部感到不适。运动过程中要适当补水，一般每 15 ~ 20 分钟可以补充 100 毫升水。如果出汗较多的话，可以适当补充一些含电解质的饮料。

另外，产妇最好在运动前给宝宝喂奶。这是因为运动之后身体会产生大量的乳酸，影响乳汁的质量。锻炼之后要过 3 ~ 4 个小时再给宝宝喂奶。

☞ 几种产后健身运动

腹式呼吸运动

目的：收缩腹肌。

时间：自产后第 1 天开始。

方法：平躺，嘴巴紧闭，用鼻吸气使腹部凸起，再慢慢吐气并放松腹部肌肉。重复 5 ~ 10 次。

头颈部运动

目的：收缩腹肌，使颈部和背部肌肉得到舒展。

时间：自产后第 3 天开始。

方法：平躺，头抬起，试着用下巴靠近胸部，身体其他各部位保持不动，再慢慢恢复原位。重复 10 次。

胸部运动

目的：使乳房恢复弹性，预防乳房松弛下垂。

时间：产后第 6 天可开始。

方法：平躺，手平放在身体两侧，将双手向前直举，双臂向左右伸直平放，然后上举至双掌相遇，再将双臂向下伸直平放，最后回前胸复原。重复 5 ~ 10 次。

会阴收缩运动

目的：收缩会阴部肌肉，促进血液循环及伤口愈合，减轻会阴部疼痛肿胀，改善尿失禁状况。

时间：自产后第 8 天开始。

方法：仰卧或侧卧，吸气，使阴道周围及肛门口肌肉紧缩，屏住气，持续 1 ~ 3 秒再慢慢放松吐气。重复 5 次。

腿部运动

目的：促进子宫及腹肌收缩，并使腿部恢复较好曲线。

方法：平躺，举右腿使腿与身体呈直角，然后慢慢将腿放下，两腿交替做同样动作。重复 5 ~ 10 次。

阴道肌肉收缩运动

目的：使阴道肌肉收缩，预防子宫、膀胱、阴道下垂。

时间：产后第 14 天开始。

方法：平躺，双膝弯曲使小腿与大腿垂直，两脚打开与肩同宽，利用肩部及足部力量将臀部抬高成一个斜度，并将两膝并拢，3 秒后再将腿打开，然后放下臀部。重复做 10 次。

腹部肌肉收缩运动（仰卧起坐运动）

目的：增强腹肌力量，减少腹部赘肉。

时间：产后第 14 天开始。

方法：平躺，两手掌交叉托住脑后，用腰及腹部力量坐起，用手掌碰脚面两下后再慢慢躺下。刚开始时重复做 5 ~ 10 次，待体力增强后可增至 20 次。

按摩

目的：可以帮助身体放松并恢复正常的血液循环，使肌肉和骨骼恢复到最佳状态。

时间：产后 3 个月进行。

方法：全身按摩。

产后塑身虽然需要运动，但是由于女性哺乳期间关节可能会变得松弛，因此应避免会给关节增加压力的锻炼方式，比如举重、跑、跳、爬楼梯、打网球等强度很大的健身运动。

☞ **产后如何瘦腿**

许多女性产后腿会变粗，如何重塑优美的腿部曲线呢？除了运动，还要讲究饮食。下面我们就主要从饮食方面来说一下如何瘦腿。

1. 吃对东西就会瘦

东方人爱吃淀粉类的食物，例如米饭、面条、面包、蛋糕、饼干等，这些东西最容易积累在下半身，尤其是大腿部，不只会导致大腿发胖还会水肿。因此要少吃淀粉类及高糖类的食物，要尽量多吃低糖、高纤维的蔬菜、水果。

很多妈妈为了减肥不吃午饭或晚饭，这样也是不科学的。建议三餐都要吃，只是要营养均衡，每一餐都要遵照高纤蔬菜、蛋白质、水果为 3：2：1 的比例。

蔬菜

蔬菜有很多吃法，爱吃西餐的话可以做成简单的蔬菜沙拉，爱吃中餐的话可以用水烫一烫，也可以用少许的油炒一炒，还可以加些核果类食品点缀一下，或者撒上海苔、淋上西红柿酱等，具体怎么吃因各人口味而异。

蛋白质

含蛋白质高的食物包括肉类、鱼类、蛋类等；鱼类以深海鱼类最好，例如鲔鱼、鲑鱼等；蛋类以水煮蛋及茶叶蛋最好，其他如荷包蛋也可以。

水果

尽量用水果来代替淀粉，只要在餐与餐中间饿了，就可以拿水果来补充。要多吃苹果、柳丁、葡萄等富含维他命的水果，这些水果不但可以帮助排泄，还能养颜美容。

2. 一日三餐巧搭配

早餐

早餐一定要吃，而且要有营养。习惯吃西式早餐的人，可以把蕃茄、海苔夹在生菜里来取代吐司，里面也可以加蛋、肉等食物，再配上低脂鲜奶，就是一道很丰富的早餐。

喜欢吃中式早餐的人尽量不要吃稀饭、馒头，如果一定要吃的话，用五谷杂粮来代替，但不要超过半碗，而且要舍弃蛋饼等油煎的食物，可以吃荷包蛋，或者用水煮蛋、茶叶蛋代替。喝豆浆时最好不要加糖，可将豆浆与牛奶参半来喝；还可用水果取代淀粉，让身体补充一些糖类。

午、晚餐

午餐和晚餐一定要按科学的比例去搭配食物，最好不要吃外面卖的便当，因为外面的便当通常青菜很少，肉和饭很多，吃了对身体没有好处，只会有饱足感。要尽量选择青菜类的食物，其他如卤蛋、肝连、虱目鱼汤等，也是很好的选择。

产后需要哺乳的妈妈消耗的热量会比正常人多，因此不要刻意节食，要根据自己的食量去吃，只要食物搭配合理，营养均衡，就会既瘦身，又能兼顾到宝宝的营养。同时，食物越天然的越好，只要按照这个原则选择食物，自然会越吃越少。

一些专家认为，如果将人体内重要的元素比喻成一座金字塔，糖及淀粉类占的比例最少，而水占的比例最大。因此人不能不喝水，却能少吃些淀粉，只要将人体内重要的元素补充齐全了，就不容易有饥饿感。

☞ 怎样淡化剖腹产的疤痕

剖腹产后妈妈肚子上会留下一道丑陋的疤痕，这让许多爱美的妈妈烦恼不已。其实，只要从以下几个方面多注意，疤痕是可以淡化的。

1. 饮食方面

剖腹产的产前产后都要加强营养，多吃新鲜的水果、蔬菜、蛋、奶、瘦肉、肉皮等富含维生素 C、维生素 E 和人体必需氨基酸的食物。这些食物可以促进血液循环，改善表皮代谢功能。忌吃辣椒、葱、蒜等刺激性食物，防止引起疤痕刺痒。

2. 得了慢性疾病要积极治疗

如：营养不良、贫血、糖尿病等都不利于伤口愈合，却利于疤痕的生长，因此要积极治疗。

术前术后要注意以下事项：

①术前全身要彻底清洗，预防性地应用抗生素；术后勤换药，保持伤口和周围皮肤清洁干爽，以免造成感染、血肿，使创面延期愈合。

②拆线前后应避免剧烈活动，避免身体过度伸展或侧曲。

③休息时，最好采取侧卧微屈体位，以减少腹壁张力。

④拆线后立即用硅胶弹力绷带或弹力网套等敷料加压包扎，可有效预防疤痕的产生。

3. 疤痕瘙痒要谨慎处理

大约在手术刀口结疤 2～3 周后，疤痕开始增生，此时疤痕会发红、发紫、变硬，并突出皮肤表面。大约持续三个月至半年，纤维组织增生逐渐停止，疤痕也逐渐变平变软，颜色变成暗褐色，这时疤痕就会出现痛痒。特别是在大量出汗或天气变化时，常常刺痒难忍。正确的处理方法是涂抹一些外用药，如肤轻松、去炎松、地塞米松等用于止痒。切不可用手抓挠、用衣服摩擦或用水烫洗，这样只会加剧局部刺激，使结缔组织发炎，引起进一步刺痒。

4. 刀口结痂不要过早揭掉

刀口结痂不要过早揭掉，那样会把尚停留在修复阶段的表皮细胞带走，甚至撕脱真皮组织，并刺激刀口，使刀口出现刺痒。还要避免阳光照射，防止紫外线刺激疤痕形成色素沉着。可采用蜡疗、磁疗等理疗方式，减小疤痕。

☞8 种食物让产后肌肤获得新生

每个妈妈在生完宝宝后，总是希望自己能够尽快恢复怀孕之前的美丽，特别是妊娠期间肤色暗淡、长斑的妈妈。下面介绍的这 10 种食物，可以让妈妈在产后吃出红润肤色，越吃越美丽！

西红柿

吃用油炒过或者是加点油做汤的西红柿有助于提高皮肤抗紫外线和抗老化的能力，起到由内而外的防晒效果。同时，西红柿中含有的番茄红素有助于展平新皱纹，使皮肤细嫩光滑，同时还有很好的平衡油脂、清洁和美白的效果，非常适合油性肌肤的女性。

三文鱼

深海鱼具有滋润肌肤，延迟皮肤衰老的功效，而三文鱼是所有深海鱼中对肌肤美容最具功效的鱼类。因为三文鱼几乎是所有鱼类中含 $\Omega-3$ 不饱和脂肪酸最高的鱼类，而 $\Omega-3$ 不饱和脂肪酸可以帮助皮肤锁住水分，具有滋润保湿的功效。此外，它还有很强的抗氧化作用，能有效防止皮肤衰老和皱纹的产生。

除了 $\Omega-3$ 不饱和脂肪酸，三文鱼中还含有另外一种强效抗氧化成分——虾青素。虾青素的抗氧化能力是普通维生素 E 的 550～1000 倍，能有效延缓皮肤衰老，同时还能保护皮肤免受紫外线的伤害。

猕猴桃

猕猴桃有减肥健美的功效。猕猴桃号称"维 C 之王"，含有很多的果酸和维生素 C，能抑制角质细胞内聚力及黑色素沉淀，有效除去或淡化黑斑，并在改善干性或油性肌肤组织上有显著功效，作为面膜来用也是不错的。

海带

海带中含有的胶质和岩藻多糖可以加强肠道蠕动，促进排便，还可带走体内的油脂和毒素，使皮肤光洁美丽，而海带的热量几乎为零，因此海带是天然的减肥圣品、美容佳品。

蜂蜜

内服或外用蜂蜜，能促进皮肤新陈代谢，增强皮肤的活力和抗菌力，减少色素沉着，防止皮肤干燥，使肌肤柔软、洁白、细腻，并可减少皱纹和防治粉刺。蜂蜜还有很强的抗氧化作用。每日早晚喝点温热的蜂蜜水，可以增强体质，美容养颜，使女性更健康，更美丽。

牛奶

牛奶中含有的酵素有美容的作用，可以促进皮肤表面角质的分解，改善皮肤细胞活性，延缓皮肤衰老、增强皮肤张力、消除小皱纹。它的极微细的脂肪球如果附在皮肤表层，就如同面霜布满全身一样，皮肤会受到滋润而逐渐显出光泽，因此女性常做牛奶浴对皮肤大有好处。

猪皮

猪皮是富含胶原蛋白和弹性蛋白的食物，胶原蛋白能使细胞变得丰满，从而充盈皮肤，减少皱纹；弹性蛋白则可增加皮肤弹性。但需要注意的是，吃猪皮时配上富含色氨酸和蛋氨酸的食物，利用蛋白质的互补作用，提高胶原蛋白和弹性蛋白的生物价值，才能更好地发挥猪皮的美容作用。如做猪皮时可以加点黄豆，再配上一点小麦粉做的主食就更好了。

大豆

大豆具有减肥美容的效果。大豆异黄酮堪称植物胎盘，有类似女性激素的作用，不但有美白、抗皮肤老化的功能，还能抑制体毛。需要提醒各位妈妈的是，虽然现在市面上出现了很多以大豆为主要成分的保健品，但是质量参差不齐，选择不好难免对身体造成危害。因此建议最好食用天然的大豆食品。

☞ 女性产后需要改善的肌肤问题

1. 痘痘

女性生产后嘴边容易长痘痘，并伴有肿痛感。产后长痘痘一方面是由于内分泌变化，另一方面还可能是受到情绪以及睡眠的影响。另外，也不能排除坐月子时恶补过头的因素。特别是体质偏热的女性，如果进补不当，也会使体内"火"气冲天，这样不仅会让自己有"面子"问题，更会通过奶水影响到宝宝！

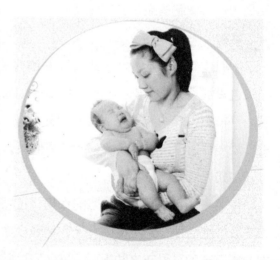

关爱建议：

①产后要勤用温水洗脸，同时要选择性质温和的洗面奶。

②选择一款补水又不含油分的面霜。

③多吃含有维生素C的水果、蔬菜，多喝开水，保持排便通畅，保证充足的睡眠。

④产后不要恶补。

2. 妊娠纹

皮肤的表皮底层是真皮，怀孕时子宫变大使表皮层必须承受大幅度的拉扯，真皮受到扩张的压力，脂肪组织会断裂并出现轻微发炎及红肿，这种肌肤上的症状便是妊娠纹。女性产后出现妊娠纹的位置大多在下腹部、胸部，较严重者会出现在臀部、大腿、膝盖后方等。一般在产后两个月妊娠纹便开始变淡，但仍会留着比肌肤颜色淡一些的痕迹。要想去除妊娠纹，需要注意以下几方面：

①远离甜品及糖类。糖类、甜腻腻的蛋糕、油炸的香鸡排等都含有过量的脂肪，产妇必须要节制。

②确保肌肤滋润。干燥的皮肤更容易出现妊娠纹，因此要让肌肤保持滋润。最好从怀孕一开始就使用润肤产品保养。即使产前没有妊娠纹的女性，也不能省去这个步骤，因为有些细微的妊娠纹会在减肥后显现出来。

③循序渐进地瘦身。适当的运动以及节食，能让妈妈以健康的方式瘦身，不会让妊娠纹有机会跑上身。

3. 脱发

很多产妇会发现，怀孕时头发突然不怎么掉了，可生完宝宝头发却越掉越多。一般来说，这种现象叫作"补"掉，多半会在产后 2～3 个月内发生，但到产后 3～6 个月后就会恢复正常。另外如果产妇是自然生产，那么生产的艰苦历程会让产妇气血大伤，也会造成头发过多脱落。

关爱建议：

①多吃一些补肾和补血的食物，来补充身体的亏空。

②适当地补充些钙质。

③减少洗发的次数，要重视对头发的护理。

4. 妊娠斑

女性怀孕后内分泌发生变化，很多妊娠斑就像违章建筑一样冒出来。与阳光晒斑不同的是，妊娠斑一般会是一片一片的，而重"灾区"会在额头、下巴、颧骨的位置，让人觉得脸上"脏脏"的。

要想预防和减轻妊娠斑，可从以下几方面着手：

①保证睡眠质量，使身心放松。放松精神状态是预防妊娠斑的有效措施之一。

②选用合理的避孕方法，少服避孕药。避孕药中含有孕酮，容易引发妊娠斑。

③养成良好的生活习惯，不吸烟，少饮酒，少吃刺激性强、甜腻和油炸食品，多吃新鲜的蔬菜和水果，每天喝 6 ~ 8 杯白开水。

④怀孕前注意皮肤护理和体育运动，使皮肤保持良好的弹性。

⑤怀孕期间要避免体重增加太快，一般不要超过 10 ~ 12 千克。

⑥积极做好孕期腹部、大腿、乳房的皮肤护理，选用纯天然、高浓度的去妊娠斑产品，将护肤品均匀地搽于皮肤表面，边涂抹边进行按摩。

⑦沐浴时，坚持用冷水和热水交替冲洗相应部位，促进局部血液循环。

⑧外出应戴遮阳帽、抹防晒霜，注意防晒，阳光照射会使妊娠斑颜色加重。

☞ 如何改善产后阴道松弛

许多自然分娩的女性产后会出现阴道松弛的现象，大大影响了性生活的质量。为了改变这种情况，产妇在产后恢复期内要积极进行盆腔肌肉群的恢复性锻炼，具体的锻炼方法如下：

1. 传统"收肛提气"法

我国传统的养生功法"收肛提气"法能很好地锻炼盆腔肌肉。

方法是：每天早晚在空气清新的地方深吸气后闭气，同时像忍大小便一样收缩肛门，如此反复 100 次以上。当习惯了以后，平时生活中都可以进行上述锻炼。经过一定时间的训练，盆腔肌肉的张力就会大大改善，阴道周围的肌肉也就变得丰实、有力，阴道松弛的状况会得到很好的改善。

2. 国外的"中断排尿"法

此训练也可以提高阴道周围肌肉的张力。

方法是：排尿一半时让尿液中断，稍停后再继续排尿。如此反复，经过一段时间的锻炼后，阴道周围肌肉的张力会提高，阴道会变得紧缩有弹性。

☞ 瘦身不瘦胸

很多对自己胸部不满意的妈妈们在生产完以后，既想让身体快速恢复到怀孕前的状态，但是又不希望好不容易因为怀孕和哺乳稍微变大的胸部随着瘦身重新变小。还令妈妈们感到烦恼的是，生完小孩子后身材严重变形，胸部也跟着下垂缩水。其实产后丰胸是很多新妈妈都关注的问题。因为产后特殊的身体条件，这时候丰胸往往能取得更好的效果。

1. 两腿前后分立，前弓后蹬，手持拉力器，将双臂沿双肩水平方向往前直伸，接着双臂向后，胸部前挺。此套动作连做数次，每分钟重复做25～30次为宜。

2. 手持拉力器，双臂上举，掌心向前。双臂以半圆状后展，再还原到前面，每分钟重复做25～30次。

3. 双腿自然开立，上体前倾与地面平行，双手持拉力器，双臂侧平举。然后尽力做双臂交叉动作，速度同上。

4. 双腿分开，身体直立，手持拉力器向上挥动，双臂在头前做交叉活动，掌心向外，速度同上。

5. 两腿自然开立，挺胸，手持拉力器，挥动双臂在体前做交叉动作，停留片刻，还原。速度同上。

6. 手持哑铃站立，一手前平举与肩同高，另一手沿体侧下垂。然后两臂于体前上下交替平举哑铃，速度同上。

7. 仰卧，双手握哑铃置于体侧。然后两臂轮流举哑铃于头前上方，速度同上。

8. 双腿自然开立。两手持哑铃在体侧交叉做回环。练习时不可弯腰，两臂尽量伸直，速度同上。

以上八种健身小动作，只要大家坚持每天适当锻炼，一定可以达到瘦身丰胸的效果，早日恢复辣妈的风采！